ホクロとシミでわかる内臓不調

望診カウンセラー
渡邉 由

産業編集センター

目次

臓器の不調は皮膚にあらわれる　4
経絡について　6
手と足でわかる体のこと／十二経脈の流れ
手足にあらわれる不調や異変のこと　10
ホクロ、シミの捉え方と意味／ホクロ、シミの見つけ方／赤いホクロ、血管の色の変化について／チェックする順番　望診する際の順序
Column 手指と爪のかたちからわかること　14

ホクロ、シミが知らせるサイン　15
❶肺からのサインが出るライン
❷大腸からのサインが出るライン
❼膀胱からのサインが出るライン
❽腎からのサインが出るライン

❸胃からのサインが出るライン
❹脾（消化器系）からのサインが出るライン
❺心からのサインが出るライン
❻小腸からのサインが出るライン
❾心包からのサインが出るライン
❿三焦からのサインが出るライン
⓫胆からのサインが出るライン
⓬肝からのサインが出るライン

Column 望診の流れと、食養生へのつなげ方 64

内臓別おすすめレシピ *OK&NG食材紹介 65

肺が弱っている人のための食材
大腸が弱っている人のための食材
胃が弱っている人のための食材
脾（消化器系）が弱っている人のための食材
心が弱っている人のための食材
小腸が弱っている人のための食材
膀胱が弱っている人のための食材
腎が弱っている人のための食材
心包が弱っている人のための食材
三焦が弱っている人のための食材
胆が弱っている人のための食材
肝が弱っている人のための食材

臓器の不調は皮膚にあらわれる
――臓器と皮膚の関係――

ふと、何気なく見つけた**手指のホクロ**。こんなところにあったかな？と一瞬思ったとしても、それが**体からの重要なサイン**だと気付ける人は、少ないかもしれません。他にも、首のイボや二の腕のブツブツ、背中の赤ニキビやデコルテのシミなど、**美容トラブル**と片付けてしまいがちなこれらの症状は、**時として内臓疾患の初期兆候**を示している場合があります。

私自身のことで言えば、30代半ばに急に手の甲に黒いホクロができ、その直後から下唇が荒れ始め、次第に頬やおでこ、あごなど顔全体に赤い湿疹が広がりました。それと同時に度々お腹を壊すようになり、食後にトイレに駆け込むようなことが頻繁に起こり始め、やがて風邪をこじらせ、ついには夜眠れなくなるほどの気管支喘息が2ヶ月も続く事態に陥ったのです。まさに「異変」と言うべき状況が立て続けに起こったわけですが、これら一連の症状を東洋医学の視点で眺めてみると、すべてつながっていることがわかります。

最初のホクロは大腸へとつながる経絡の真上にできたものでした。大腸は肺と密接な関係を持っています。しかも下唇は大腸、おでこは小腸、頬は肺からのサインがあらわれる場所ですから、湿疹が出た場所と症状がことごとく一致します。これらの情報を整理すると、まず大腸や小腸で腸壁の損傷や腸内細菌のバランスの崩れが生じ、その影響で大腸とつながりを持つ肺でも炎症が起こり、「内臓の鏡」と言われる肌にも症状が及んだということが見て取れます。とくに顔は消化器系の経絡が通っているので、体内で起こっていることのサインとして湿疹が出たのだと説明がつきます。その証拠に、皮膚炎が落ち着くとお腹の状態も安定し、しつこく続いていた気管支喘息も収束していったのです。

このように、**一見すると別々の症状と思えることも**、体からのサインを読み解く「**望診**（※P64参照）」と、エネルギーの通り道である「**経絡**」の視点で眺めてみると、すべての症状は**つながりを持っている**ことがわかります。内臓は体で一番大事なところです。**内臓を守るために、体は真っ先に一番外側の肌を使って難を逃れようとします。その一環として出てくるのが、ホクロやシミです。**ただのホクロと見過ごしてしまいがちですが、実は体からの重要なサインになっているのです。

しかしほとんどの場合、それら「小さな異変」は見過ごされてしまいます。本書では、**皮膚にあらわれるホクロ、シミ、吹き出物などに着目**して、体からのサインをいち早くキャッチし、主に**食事で改善する**ための方法をわかりやすくご紹介いたします。

人は何か体に異変が起こった場合、それが「なぜ」起こっているのか、どうしてその「場所」に症状が出るのかがわからないからこそ不安を感じるのだと思います。しかもその不安な心理状態は、さらなる症状を引き起こし、治癒を遅らせてしまうということも、私自身が身をもって体験したことです。この本を手に取ってくださった皆さんが、ホクロやシミを自分の状態を知る手がかりとして、少しでも体を労わり、食の大切さにも目を向けていただければ幸いです。

経絡について

経絡とは体内を通っている気血の通り道のことです。頭のてっぺんから手足の指先まで張り巡らされており、生命活動に必要なエネルギーを全身に循環させて体内の恒常性を保っています。代表的なものが十二経脈です。肺経、大腸経、胃経……といったように**12種類それぞれが特定の臓器とつながり**、その働きを調整しています。また、**臓器で異常が発生した場合には**経絡上にある**ツボ（経穴）にも伝わる**ため、皮膚表面に**ホクロやシミといったサインがあらわれる**場合があり、トラブルをいち早く見つける術としても活用することができます。東洋医学には「陰陽」という概念があり、**体の右側には陽の反応**が、**左側には陰の反応**が出ると考えます。**十二経脈は**食べ物から吸収した**栄養（地の気）**と、呼吸によって得た**空気（天の気）**が合わさって全身を循環しているので、**経絡を語る上で食はとても大事な要素**となります。もし、**右半身**に集中している場合は普段から**肉や魚などの動物性**が多い、または**味付けが濃い**ために体を温めて引き締める傾向があり、体が陽性に偏っています。逆に**左半身**の場合は、体を緩めて冷やす**甘いものや水分の多い果物**が多い傾向があり、体が陰性に傾いていることがわかります。

また、**経絡にも陰陽**があります。臓腑のうち、**臓（肝・心・脾・肺・腎・心包）につながるのが**

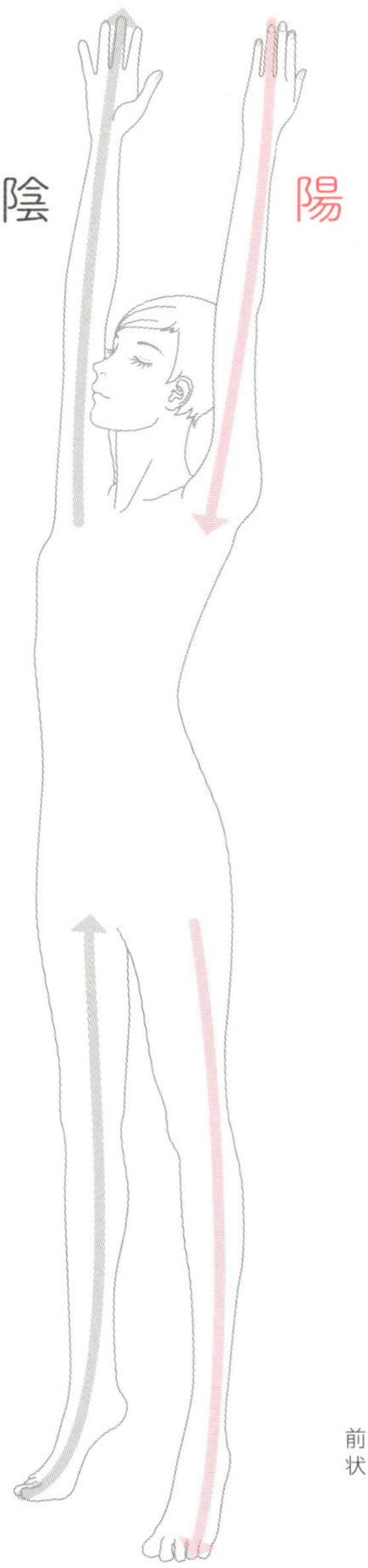

カラダを陰陽で分ける

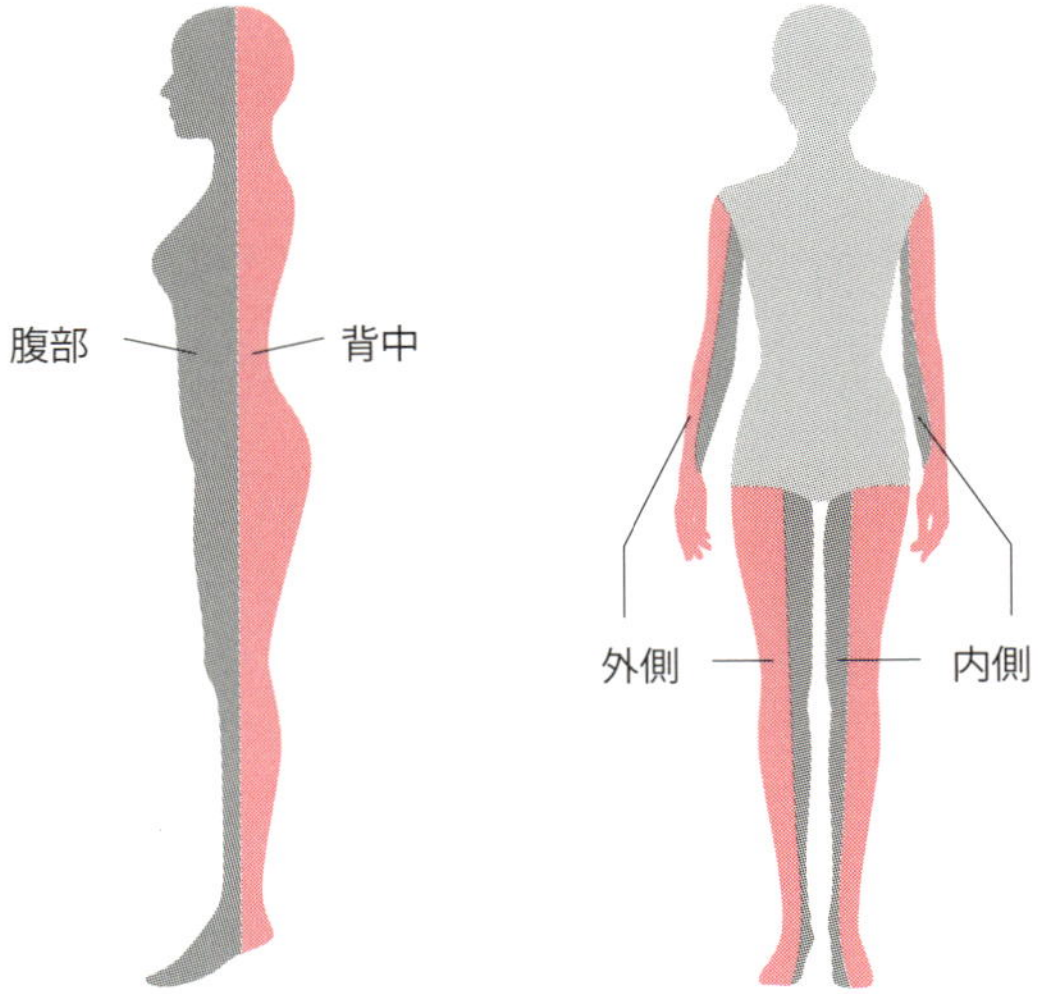

前ならえをして真上に手を上げた
状態で陰陽を見分ける

陰経、**腑（胆・小腸・胃・大腸・膀胱・三焦）につながるのが陽経**です。ちょうど人の体を陰陽で見た場合、日が当たる陽の部分は腕や脚の外側であり、影になる陰の部分は内側になります。ちなみに、腹部と背中では四つん這いの状態で日のあたる背中を陽、影になる腹部を陰とします。つまり、**陰経**の経絡は**体の「陰＝内側・腹部」**の部分を通り、**陽経**の経絡は**体の「陽＝外側・背部」**を通ります。

手と足でわかる体のこと　スタートとゴール

手足にはそれぞれ6本、計12本の経絡が通っています。**手先と足先は経絡の末端**にあるため、それぞれの**経絡のスタート地点、またはゴール地点**になります。例えば心経では、心臓を通ってきた経絡が脇の下の「極泉《きょくせん》」というツボから体表に出たあと、腕を伝って小指の先（手のひら側）にあるツボ「少衝《しょうしょう》」で終わります。次に続く小腸経の経絡はそこから手の甲側に移動したツボ「少沢《しょうたく》」からスタートして小腸に到達します。つまり、臓腑から一番遠くにある手先と足先は経絡を通じてつながっており、臓腑のサインもあらわれやすいのです（※P32・36参照）。

十二経脈の流れ

十二経脈には一定の走行ルートがあります。まず、胃のあたりの「中焦《ちゅうしょう》」からスタートして、初めは手太陰肺経《てたいいんはいけい》↓手陽明大腸経《てようめいだいちょうけい》↓足《あし》陽明胃経《ようめいいけい》↓足太陰脾経《あしたいいんひけい》↓手少陰心経《てしょういんしんけい》↓手太陽小腸経《てたいようしょうちょうけい》↓足太陽膀胱経《あしたいようぼうこうけい》↓足《あし》少陰腎経《しょういんじんけい》↓手厥陰心包経《てけついんしんぽうけい》↓手少陽三《てしょうようさん》焦経《しょうけい》↓足少陽胆経《あししょうようたんけい》↓足厥陰肝経《あしけついんかんけい》と順にめぐって、再び手太陰肺経に流れて胃に戻り、全身を一巡します。これら一定の方向性を持つ経絡の流れのことを流注《るちゅう》といいます。

※経とは…「タテ」という意味で、体を縦に通る経絡の流れのことを指します。

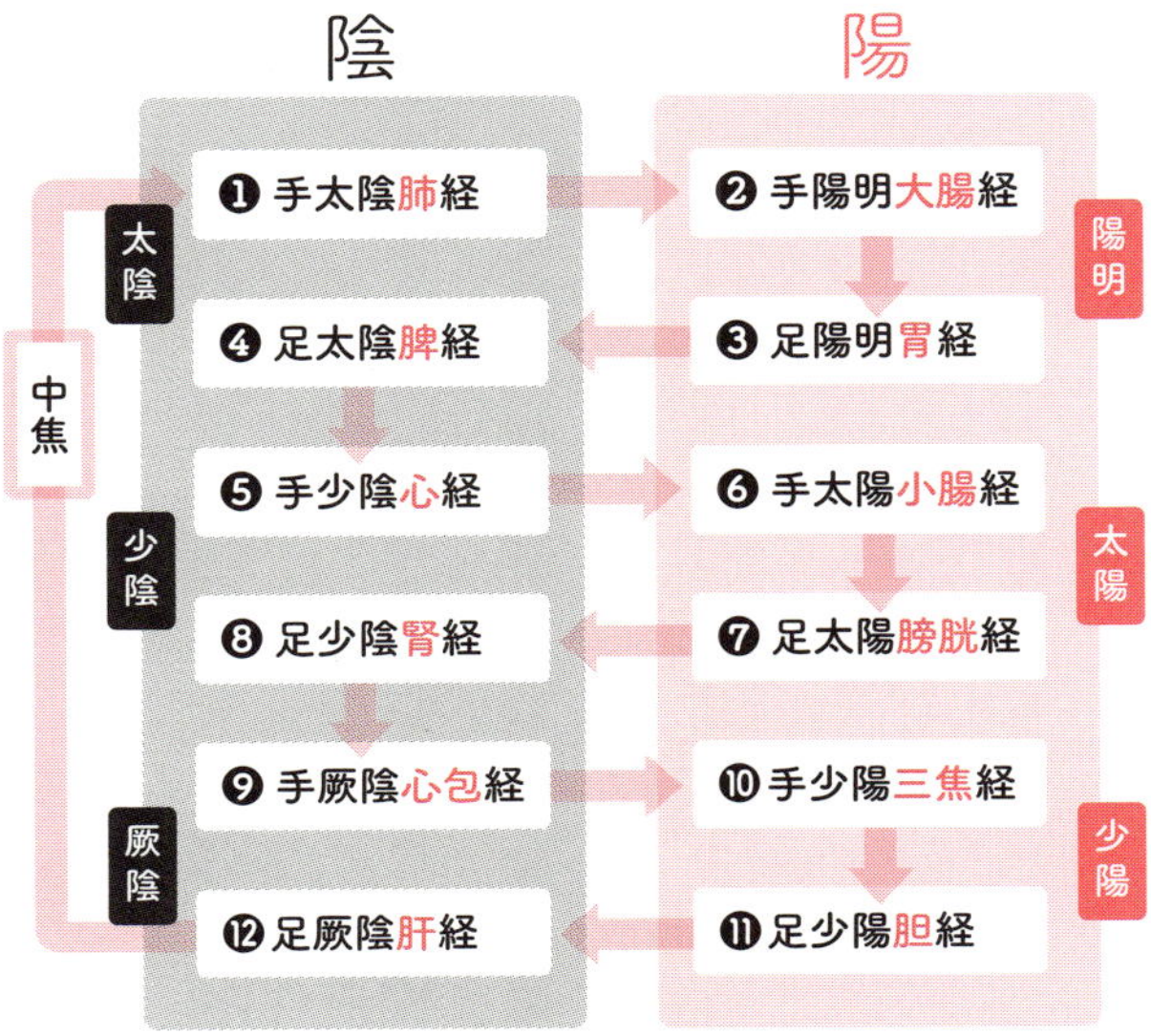

陽の性質が多い順から陽明＞太陽＞少陽、陰の性質が多い順から太陰＞少陰＞厥陰

手足にあらわれる不調や異変のこと

ホクロ、シミの捉え方と意味

年齢を重ねるにつれて増えていくホクロやシミ。**東洋医学では、ホクロやシミは血液の汚れや血流の滞りによる「瘀血《おけつ》」が原因**と考えます。血液は老廃物によって流れにくくなると、その老廃物を一箇所にまとめ、仮のゴミ置場を設けることで血流を確保しようとします。それがホクロやシミです。**黒っぽいものはタンパク質の過剰**、もしくは**味付けが濃い**（とくに精製塩）傾向を示します。一方、**茶色は糖分と油脂類の過剰**です。このように色の違いも原因となる食の傾向を知る手がかりになります。

ホクロ、シミの見つけ方

鍼灸におけるツボの見つけ方と違い、ホクロやシミは誰にでも簡単に見つけることができるので、異変をキャッチする手段として使いやすい方法です。とくに、肘から手先までと膝から足先までというのは普段から見る機会も多い場所なので、急に出現したとしても見落としが少ないのが利点です。また、吹き出物と違って簡単にはなくならないため、もしサイズが大きくなったり、盛り上がってきたり、色が濃くなるようなことがあれば、いち早く異変に気付くことができます。人によっては経絡のラインに沿って星座のようにホクロがいくつも出現することもあります。その場合、体内で症状が進行していることも考えられます。注意深く観察してみましょう。

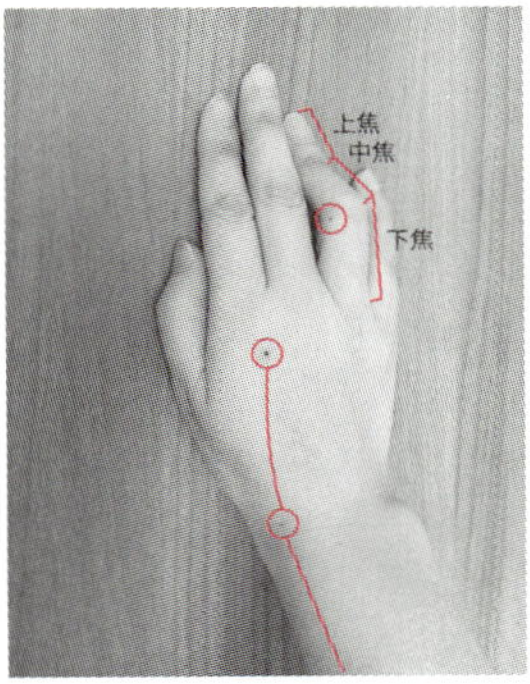

人差し指の延長線上にできた大きめのホクロから体の中心部へたどっていくと、大腸へとつながる経絡のライン上に小さなホクロも発見。ちょうど大腸経の「陽渓」の経絡と同じような場所にできています。
一方、薬指のほうは三焦経のライン上で指先から第一関節までを上焦（機能としては「心・肺」）、第一関節から第二関節までを中焦（機能としては「脾・胃」）、第二関節から指の付け根までを下焦（機能としては「肝・胆・腎・膀胱・腸」）と分けて見るので、三焦経に問題を抱えている可能性があります。

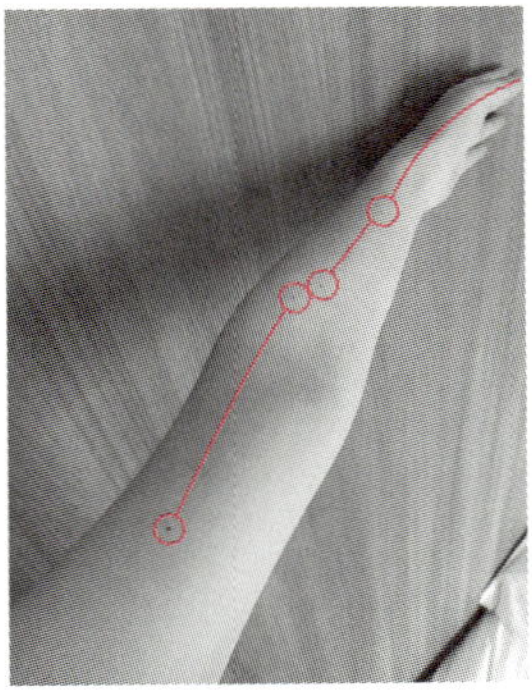

親指の延長線上に３つもホクロが点在しています。それぞれ線でつなぐことができます。

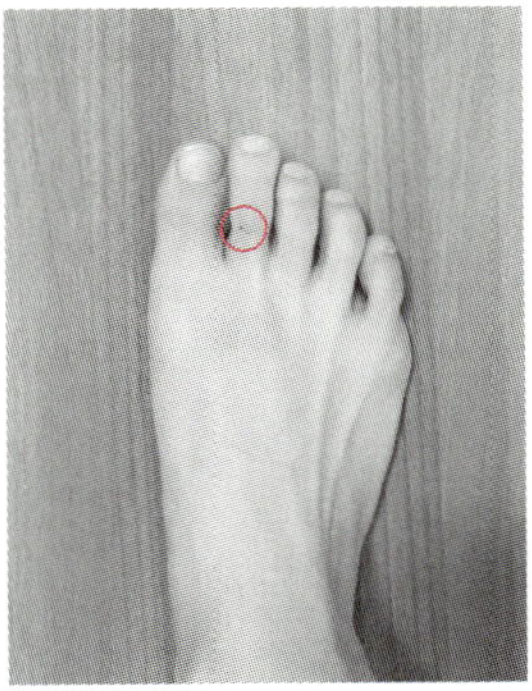

足の人差し指にできたホクロは胃からつながっています。

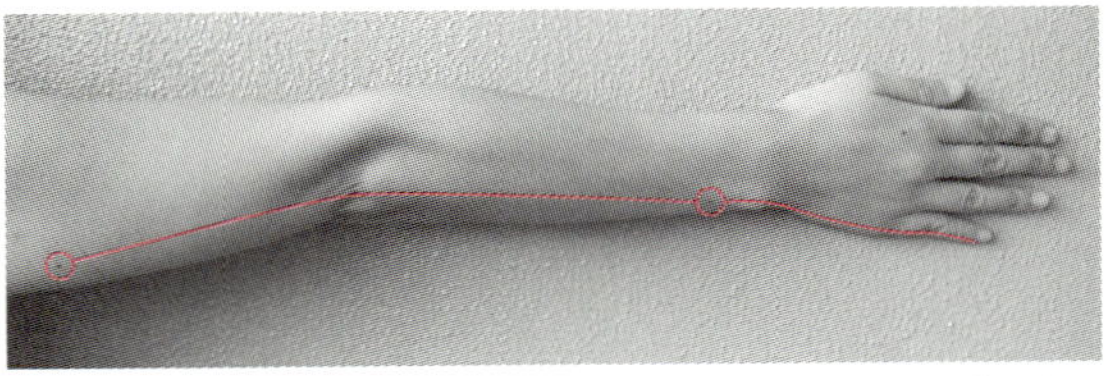

腕の外側の小指の側面は小腸につながています。手首から二の腕にかけてラインが引けるようにつながっているのがわかります。

赤いホクロ、血管の色の変化について

黒や茶色ではなく**赤いホクロ**のようなものがあらわれるときがあります。これは正確にはホクロではなく**毛細血管が増殖してできた「老人性血管腫」という血管の浮き**のことです。加齢によって出現するとされていますが、他にも紫外線によるダメージや、内的要因としては心臓や肺の機能異常のほか、糖分やアルコール、香辛料などの刺激物の過剰によっても生じることがあります。

血管の色の変化を観察する際には、**手のひらの親指の下のふくらみ**と**小指の側面**をチェックします。どちらも**青紫色の血管が目立つようなら要注意**です。**親指の下なら腸内に宿便**が溜まっているサインですし、**小指の側面なら小腸の血流が悪く**栄養吸収がうまくいっていないサインです。

チェックする順番　望診する際の順序

まず、16ページ以降の見開きのページで顔のどの部分にサインが出ているのかを確認します。その上で12通りの臓腑につながる経絡が、体のどの部分を走行しているのかを、ピンク色のラインを確認しながらよく観察していきます。人によっては線を引けるほどわかりやすく、ホクロやシミが点在する場合もあります。

左側のページでは、普段からよく目にする肘から手先まで、膝から足先までをクローズアップし

ているので、経絡や望診を知らなくても自分の体のどの臓腑がサインを出しているかが一目瞭然です。家族や大切な人の異変をいち早く察知する際にも活用できます。こうすることで、単に美容トラブルと片付けていた原因不明の肌荒れや長引く症状も、特定の臓腑が弱っているサインだということがわかるようになります。

Column

手指と爪のかたちからわかること

手指や爪がすらりと長い人もいれば、短く太い人がいるように、**手のかたちには個人差**があります。しかも、同じ両親の元に生まれた兄弟姉妹でも違うので、**単なる遺伝と片付けられない部分**もあり、それが**望診**(※P64参照)においてもその人の**持って生まれた性質を知る上でとても重要な情報**となります。

東洋医学では自然界にあるものを陰と陽という2つの要素に分けて考えます。手指と爪をこの陰陽の視点で眺めてみると、**細く長い手指は陰性、太く短めの指は陽性**と捉えます。これは**母親が妊娠期間中に食べたものが大きく影響**しています。例えば、夏野菜に代表されるトマトやキュウリなどの食材は夏の暑さを冷まし、余分な熱を発散する陰性の性質があるので、土から離れるように上昇・拡散する作用があります。そのため、母親の食事に陰性のものが多かった場合には、生まれてくる子どもの手指と爪は「上昇・拡散」のエネルギーが働いて細く長くなる傾向があります。逆に、肉や魚、煮込んだ料理や濃い味付けに偏っていた場合は、体を温めて熱を逃がさないように地中深くに下降・収縮する作用が働くため、手指と爪は短く太くなる傾向があるのです。これは**生まれてからの食の好み**（陰性で生まれた人は陽性を欲し、陽性で生まれた人は陰性を欲する傾向がある）**にも影響**するので、見逃せない望診ポイントとなっています。

また、**指先は全身を巡っている経絡のスタート地点、または終着地点**となるため、**体内に過剰な栄養**（タンパク質、脂肪、糖、ミネラルなど）**やエネルギーの滞りがあれば、指先が排出のポイントになります**。例えば、ふとあらわれる爪の白い点は過剰な糖の排泄ですし、いつも決まった指ばかりがささくれになる場合、それが手の親指であれば肺に負担がかかっているサインと捉えます（各指先と臓腑との関連は16ページ以降でご確認ください)。

ホクロ、シミが知らせるサイン

❶ 肺からのサインが出るライン〈手《て》太《たい》陰《いん》肺《はい》経《けい》〉

肺経が関係する臓腑器官：胃のあたり（中焦）、大腸、肺、のど

症状の傾向：咳、喘息、息切れ、膨満感、扁桃腺の腫れ、気管支炎、気管支喘息、痔

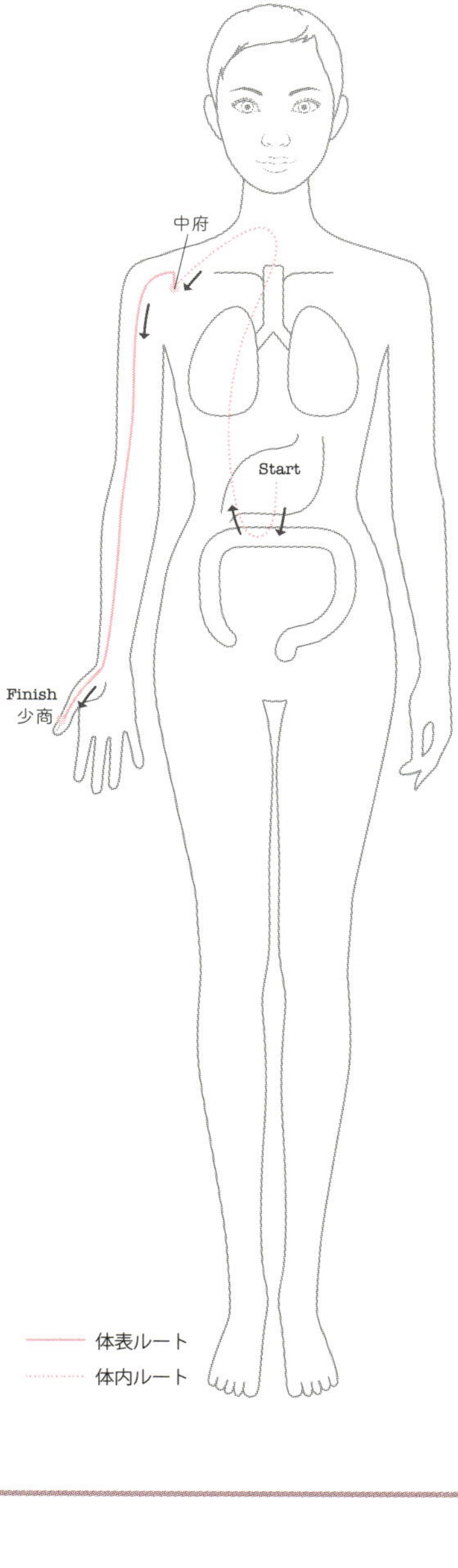

右図の見方：胃のあたり（中焦《ちゅうしょう》）から始まり、大腸、肺を通ってのどを巡り、腕の付け根にあるツボ「中府《ちゅうふ》」から体表に出て、腕の内側を通って親指の先にあるツボ「少商《しょうしょう》」で終わります。

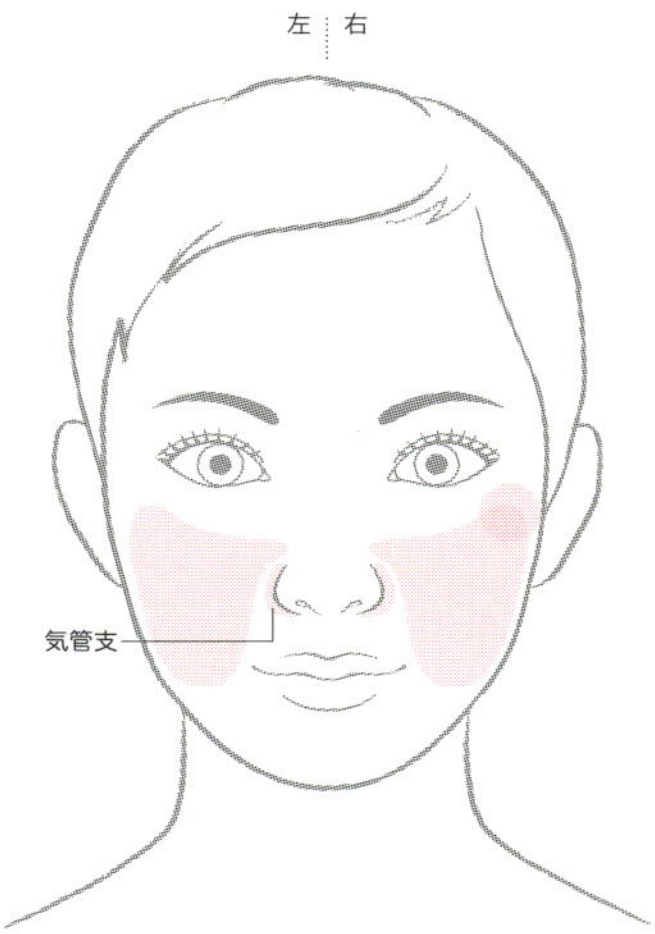

顔にあらわれるサイン：肺や呼吸器からのサインは、頬全体と**右側の頬骨のあたり**と**小鼻の脇**にあらわれます。頬はホクロやシミだけでなくニキビや吹き出物、赤み、乾燥してカサカサしていたり、白く色抜けしている部分がある場合があります。小鼻はイボや赤みとしてサインが出ます。

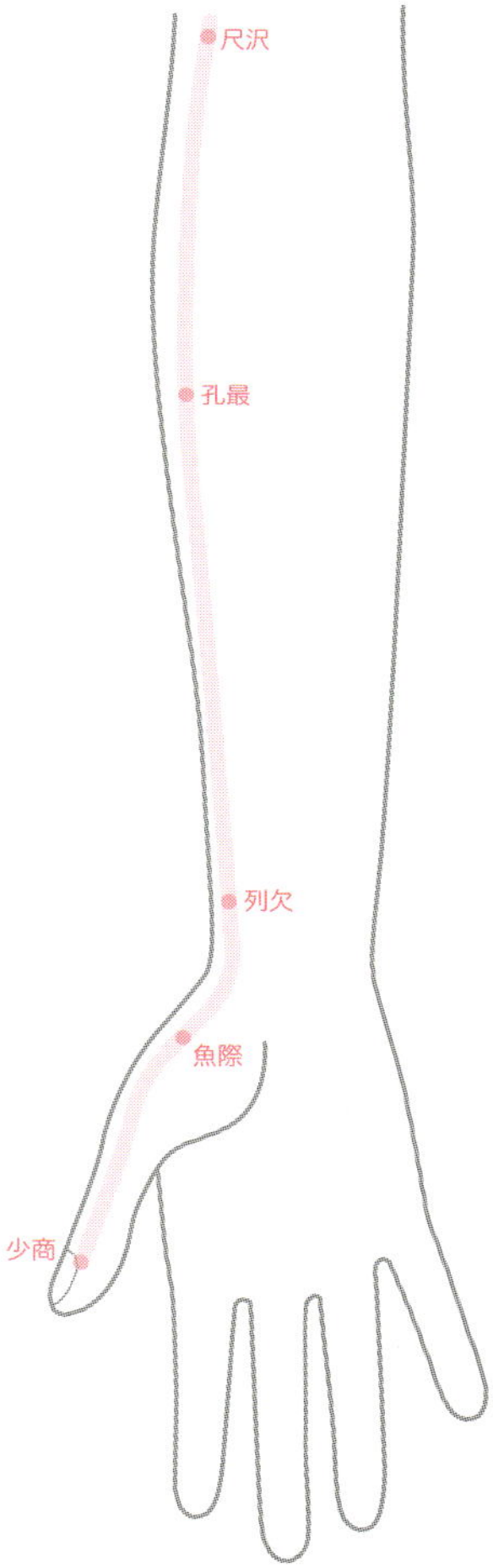

腕の見方：「前ならえ」の状態で**腕の内側の親指からのライン上**にホクロやシミがないかチェックしてみましょう。

肺の働き

肺の主な働きは、呼吸によって体の内と外の空気の出し入れを行うことです。呼吸によって体内に取り込んだキレイな空気から「気＝エネルギー」を生成し、全身に運ぶことで新陳代謝を活発にしています。さらに肺には、水分を全身に巡らせるスプリンクラーのような働きと、不要な水分を回収して膀胱に運んで排出させる働きもあり、これらがセットで行われることで体液を調整しています。皮膚表面での発汗も肺によって行われるため、肌の潤いにも直結しています。

また、**経絡では大腸とつながり**があるため、大腸が老廃物から余分な水分やミネラルを吸収し、便に変える働きにも関わっています。

肺は呼吸によって外界と通じているので、鼻やのどの粘膜はウイルスや細菌などの異物の侵入を防ぐ免疫システムの一番最初の入口となります。たとえ異物が入り込んだとしても、鼻やのどの粘膜が潤っていれば、そこにある粘液、つまりは「水」でキャッチすることでバリア機能を発揮し、簡単には侵入させないようになっています。そのため、空気が冷たく乾燥する秋冬の季節は、鼻やのどの粘膜も乾燥して異物が入りやすくなるので注意が必要です。

起こりやすい症状

万が一異物が入り込んだ場合は、肺という大事な臓器に影響が及ぶ前に、まずは鼻水で異物を出そうとしたり、それ以上体内に異物を入れまいと免疫細胞たちが戦いを起こすため、**初期症状**としては**悪寒や肩こり、節々の痛み、頭痛、鼻水、扁桃腺の腫れ、のどの痛み**が出てきます。また、**肺の働きが低下**し、水分が行き届かなくなることで**大腸が乾燥し、便秘や痔**などの症状にもつながっていきます。

肺本体へと影響が及ぶと、今度は咳や喘息、痰、鼻づまりのほか、**排尿障害やむくみ**などの症状へと発展していきます。また、肺は皮膚や体毛（うぶ毛）を調整しているので、水分が皮膚表面まで行き届かなくなって乾燥肌になったり、皮膚のバリア機能が低下して**肌トラブル**（とくに頬の部分に）などが起こりやすくなります。つまり、**どんなに肌を潤す作用のある食材を食べていても、肺の働きが十分でなければ皮膚表面にまで潤いは届かない**のです。もし、肌は乾燥するのに足はむくむといった、水分分布のアンバランスな状態があれば肺の機能が低下しているサインです。

② 大腸からのサインが出るライン〈手《て》陽《よう》明《めい》大《だい》腸《ちょう》経《けい》〉

大腸経が関係する臓腑器官：肺、横隔膜、大腸

症状の傾向：便秘、膨満感、吹き出物、首こり・肩こり、ほうれい線

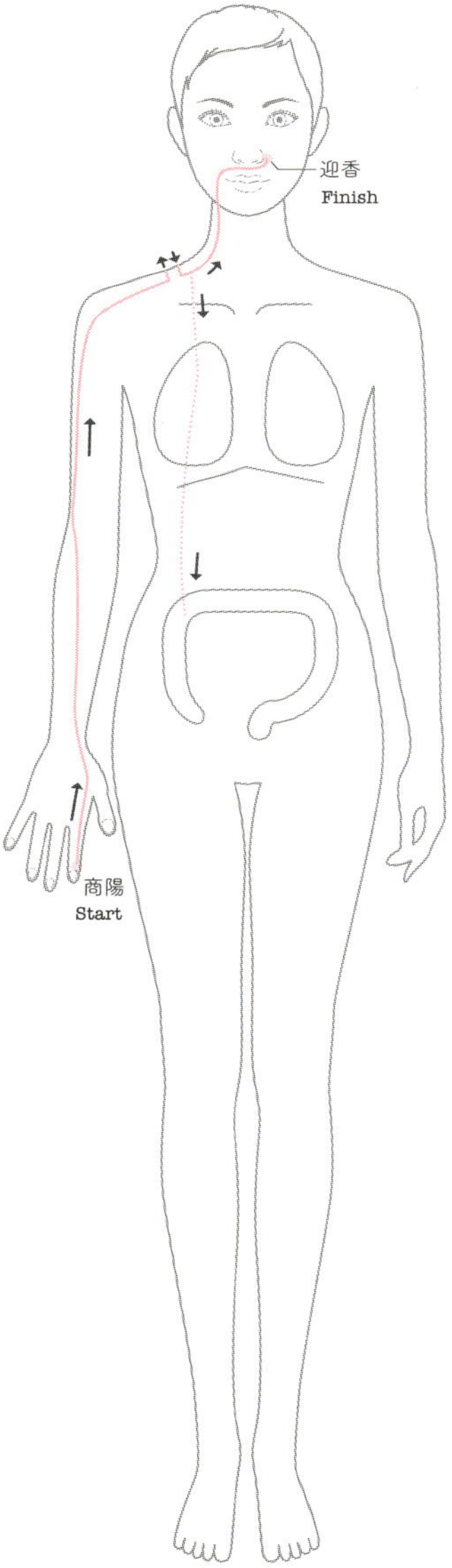

右図の見方：人差し指の先にあるツボ「商陽《しょうよう》」から始まり、腕の外側を通りながら肩へと上り、肩から背中の肩甲骨のほうに巡って鎖骨の上の方で体表と体内ルートに分かれます。体表は首、あごを通って反対側の小鼻の脇のツボ「迎香《げいこう》」で終わります。体内は肺を通って大腸で終わります。

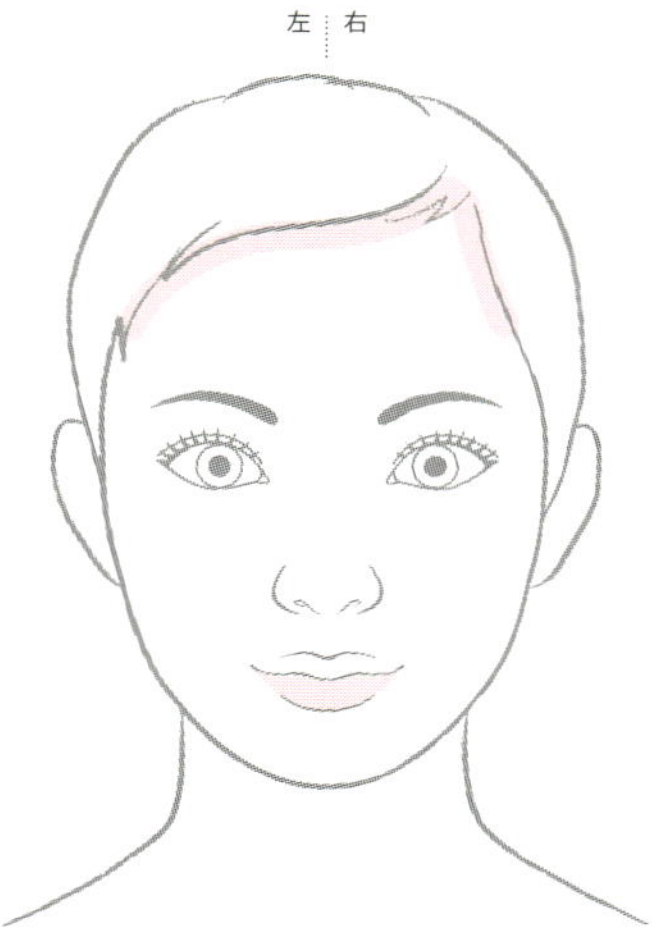

顔にあらわれるサイン：大腸からのサインは、おでこの生え際や**下唇**にあらわれます。もし、**生え際に濃いうぶ毛**が生えていたら**大腸が冷えている**サインです。**イボやホクロ**がある場合も、大腸にトラブルを抱えているサインです。下唇も**乾燥して縦じわ**ができたり、**シミやホクロ**があれば要注意です。

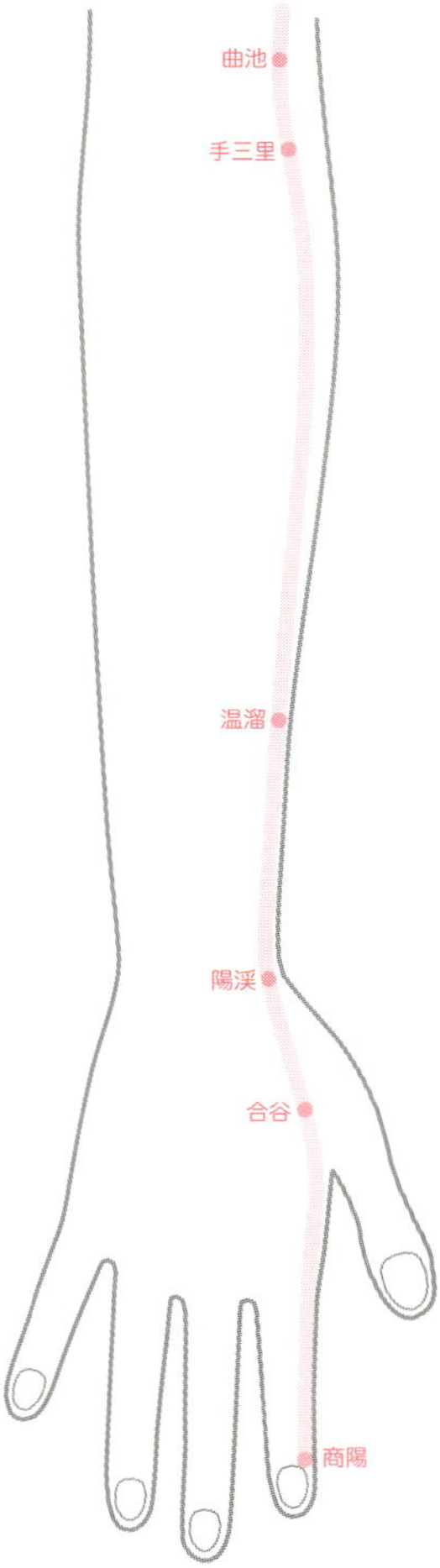

腕の見方：「前ならえ」の状態で**腕の外側の人差し指からのライン上**にホクロやシミがないかチェックしてみましょう。

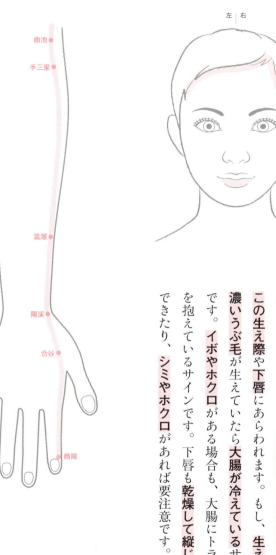

大腸の働き

小腸から運ばれてきた食べ物の残りカス（糟粕《そうはく》）から余分な水分や、ナトリウムなどのミネラルを吸収して**便を作る働き**をしています。小腸で消化しきれなかった食物繊維も大腸で発酵されて、便となって直腸に送られて肛門から体外へと排出されます。**これらの働きは、経絡でつながっている肺の働きによって機能**されていますが、**肺の働きもまた大腸によって補佐**されています。このように、大腸と肺は相互に助け合い、影響し合う関係を持っているのです。

また、**大腸は体のデトックス器官**のなかでも**一番大きな「出口」**と捉えることができます。私たちは日常的に栄養素などの体に良いものだけでなく、添加物や農薬など本来なら体に入れたくないものも入ってきてしまう現状がありますから、まずは大元の便が出ていることが肝心です。秋冬は空気の冷たさや乾燥が大腸にも及び、便が乾燥してコロコロしたり、蠕動運動がうまくいかなくなり腸内に老廃物が停滞しやすい季節なので注意が必要です。

起こりやすい症状

大腸も肺と同様で冷たく**乾燥した空気で弱りやすい特徴**があります。腸内が乾燥したり、冷えることで腸内に老廃物が停滞し、その結果、**排出されずに腸内に残った毒素**は、そのままそこにあっては危ないので、**腸から再吸収されて肝臓で解毒**されることになります。そのほか、**吹き出物やシミとして皮膚表面でデトックス**することにもなるので、肌トラブルを引き起こします。このように、**皮膚を使って排泄**することが続けば、皮膚はデトックスの場所に選ばれてしまい、便秘を解消しない限りは皮膚トラブルはますます治りにくくなってしまいます。

もし、**二の腕のあたりに赤みを帯びたブツブツ**ができていたらそれは**大腸からのサイン**です。私自身、大腸にトラブルを抱えていた時は二の腕にブツブツが出ていましたが、便通が安定して腸内環境が整ってからは徐々に薄らいで、今は跡形もなくなりましたから、悩んでいる方はまずは加湿器などで空気の乾燥を和らげ、冷たいものを控えたりして、大腸の働きやすい環境を整えてみてください。

③ 胃からのサインが出るライン〈足《あし》陽《よう》明《めい》胃《い》経《けい》〉

胃経が関係する臓腑器官：胃

症状の傾向：胃痛、腹痛、膨満感、口内炎、肩こり、目の下のたるみ、ほうれい線、あごのたるみ

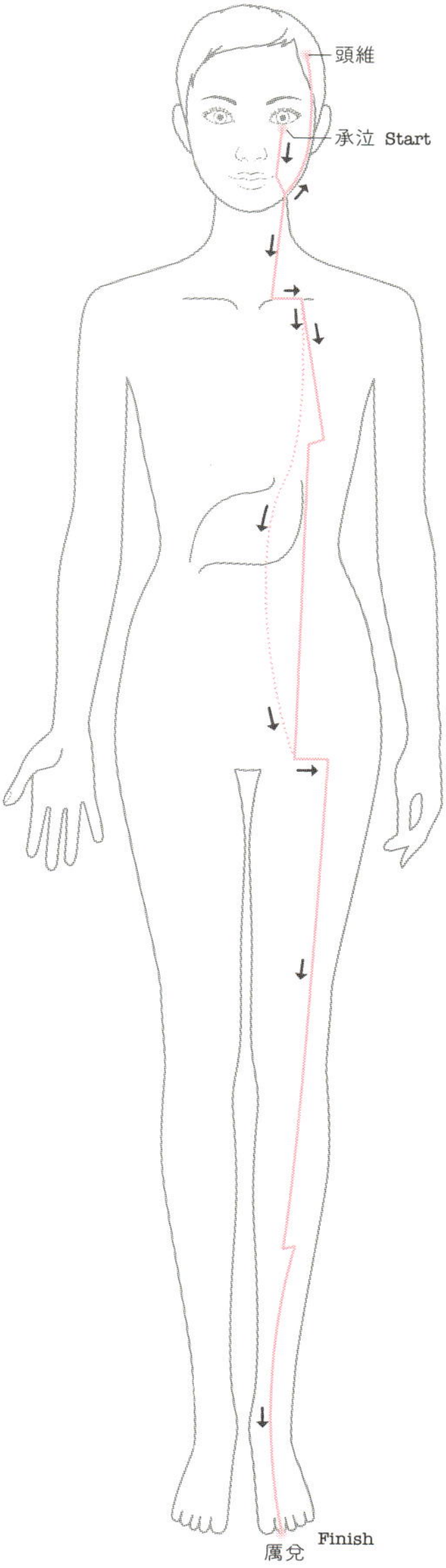

右図の見方：小鼻の脇から始まり、目の下のツボ「承泣《しょうきゅう》」まで上がってからあごで2つに分かれ、一方は前頭部にあるツボ「頭《ず》維《い》」へと達します。もう一方はのどを下がって鎖骨でまた体表と体内ルートに枝分かれします。体内ルートは脾胃を巡り、股関節で体表ルートと合流します。体表は胸を通り、股関節から脚の前面外側を下って、足の人差し指のツボ「厲《れい》兌《だ》」で終わります。

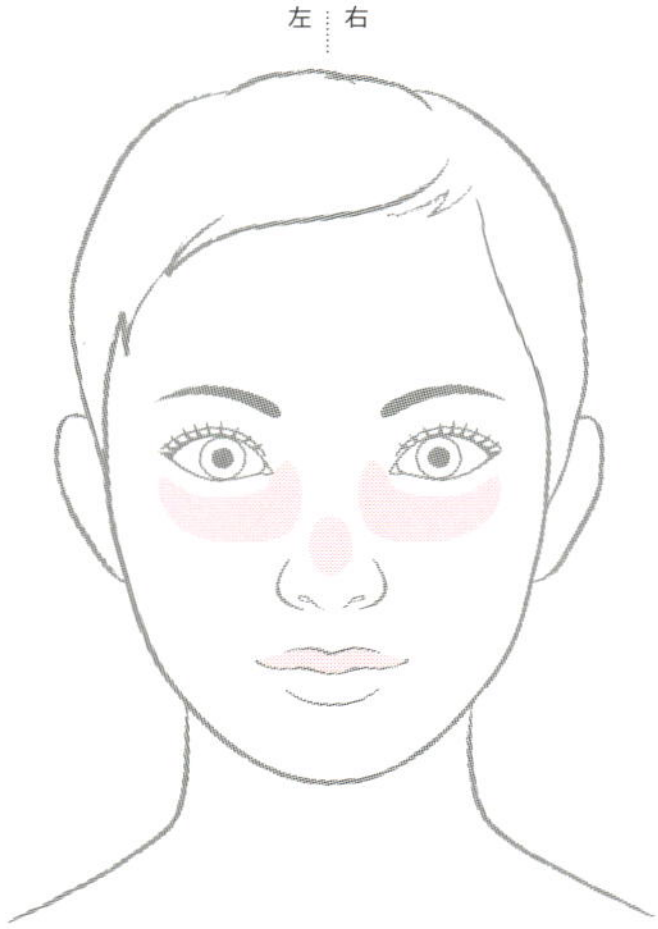

顔にあらわれるサイン：胃からのサインは、アイバックの下や**鼻筋**、**上唇**にあらわれます。その場所にホクロやシミだけでなく**ソバカス**や**吹き出物**ができていたら要注意です。上唇に関しては、**極端に厚み**があったり、逆に**薄すぎたり**するのも胃の不調をあらわしています。

脚の見方：足の人差し指から脚の前面を通るゾーンにホクロやシミがないかチェックしてみましょう。

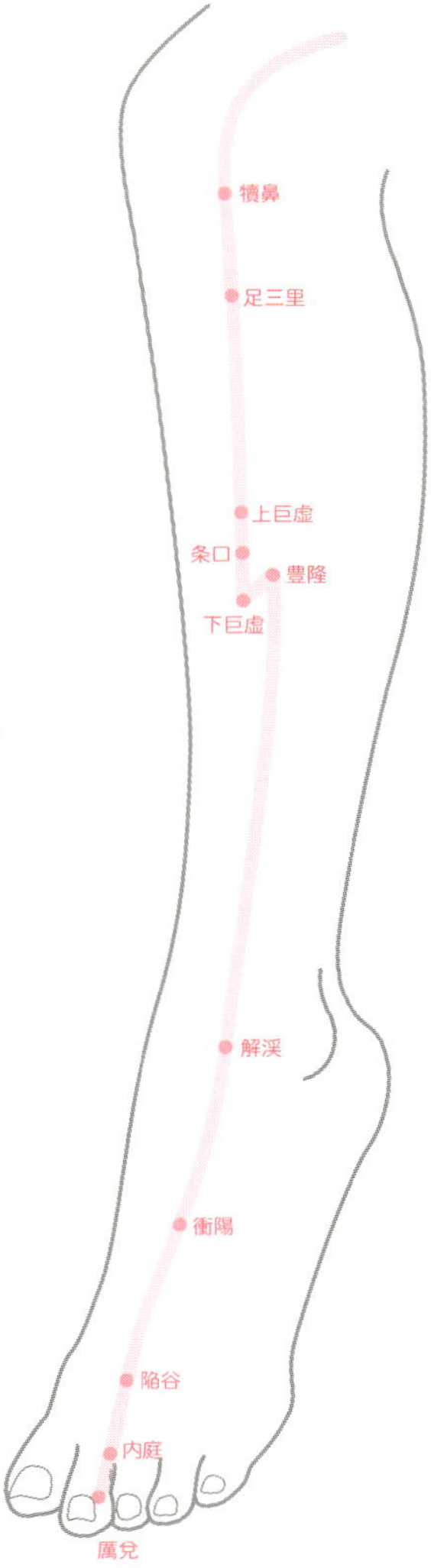

胃の働き

胃はブレンダーのように**飲食物の最初の消化**を担当し、**一時消化したものを小腸へと送る働き**をしています。袋状になった胃袋に飲食物を貯めておき、胃液を分泌することで消化酵素を使って細かく分解していきます。そうすることで小腸での消化吸収を促し、十分な栄養素を体に取り込めるようにしているのです。

また、**胃液には殺菌作用**があるので、飲食物と一緒にバクテリアが侵入してきたとしても繁殖を抑えてくれます。

東洋医学では、飲食物からつくられる栄養分のことを「水穀《すいこく》の精微《せいび》」と言います。この水穀の精微から人の体を構成し生命活動を維持する基礎物質「気・血・水」3つが生成されます。そのため、**健康な体をつくるには食べ物の質**はもちろんのこと、**胃での消化力**がとても大事になります。**胃は経絡で「脾」とつながって**います。脾は胃をはじめとする消化器系の働き全般をコントロールしています。

起こりやすい症状

よく噛まない習慣があったり、早食い、食べ過ぎなどで胃に負担がかかると、十分に消化ができなくなり、腹痛や膨満感、吐き気などが起こります。また、胃に熱を持てば口臭や食欲低下にもつながります。もし、**上唇だけが乾燥**したり、**鼻筋に吹き出物**ができやすいなどの症状がある場合は**胃が弱っているサイン**です。また、年齢のわりに**ほうれい線**がくっきりと刻まれていたり、**目の下やあごにたるみ**があったり、**ほうれい線のライン上にホクロやシミ**がある人は、ちょうど**胃へとつながる経絡の通り道**でもあるので、**胃の機能が低下**している可能性があります。

ちなみに、**胃を含む口から肛門までの消化管は、リラックス時**の副交感神経が優位な状態ではじめて**働きがオンになる**仕組みです。つまり、**どんなに栄養価の高いものを食べていても、ストレスを感じている**交感神経優位の環境下（場所も人も）では、受け入れ先の**胃が働かず、消化が十分にできない**のです。**消化が不十分な飲食物は**栄養素にならないばかりか、老廃物になってしまうので、それを**解毒して排出する手間が余計にかかる**分、体の仕事が増えてしまうことになります。

④ 脾（消化器系）からのサインが出るライン〈足《あし》太《たい》陰《いん》脾《ひ》経《けい》〉

脾経が関係する臓腑器官：心臓、胃、舌

症状の傾向：下痢、腹痛、嘔吐、膨満感、生理痛、下半身の冷え

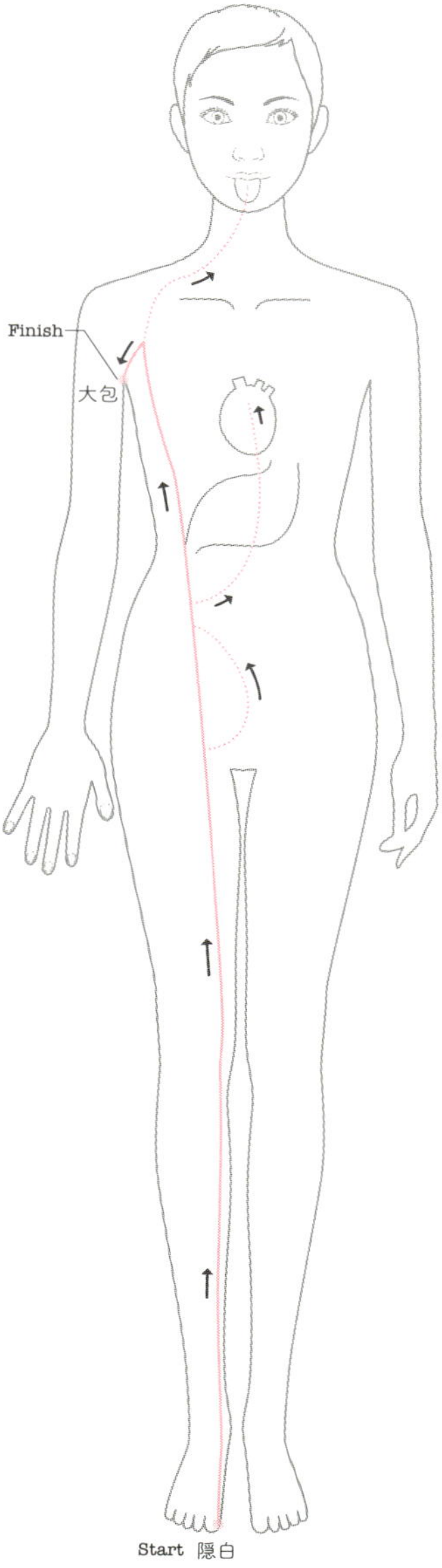

右図の見方：足の親指のツボ「隠白《いんぱく》」から始まり、脚の内側を上がって腹部で体表と体内ルートに分かれます。体内は脾胃を巡って心に達し、心経へとつながります。体表は胸を通って脇で2つに分かれ、一方は体内に入ってのどや舌につながり、もう一方は体表を通って脇のツボ「大包《たいほう》」で終わります。

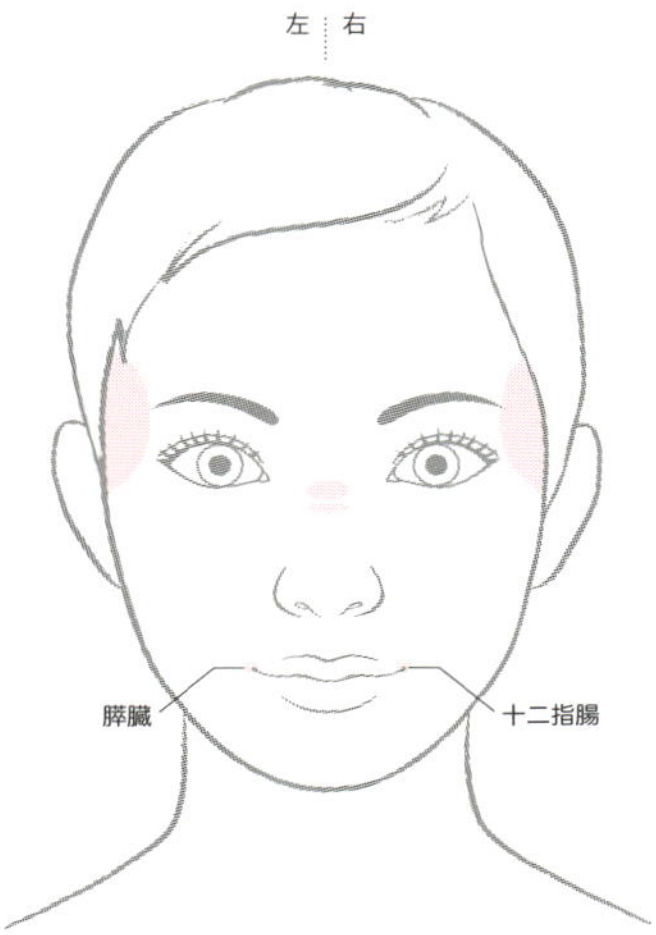

顔にあらわれるサイン：脾からのサインはこめかみや**鼻骨**、**口角**にあらわれます。**こめかみに血管の浮きや青筋**が目立ったり、**シミ**があれば消化器系全般が弱ってます。また、**鼻骨がうっすらと黒みがかっていたり横シワ**があれば**慢性的に消化器系が弱っている傾向**があり、**低血糖症**の可能性もあります。

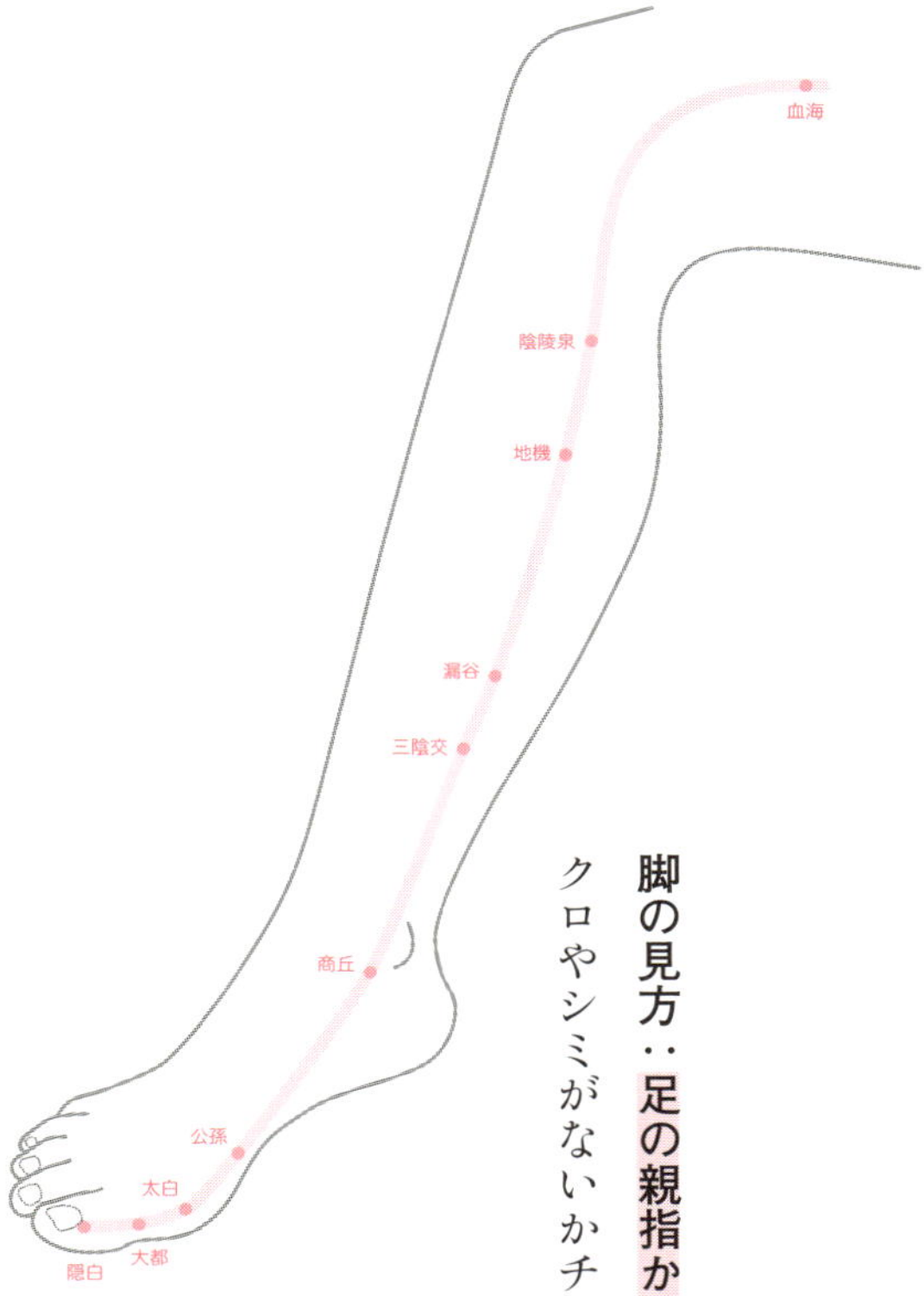

脚の見方：足の親指から脚の内側を通るゾーンにホクロやシミがないかチェックしてみましょう。

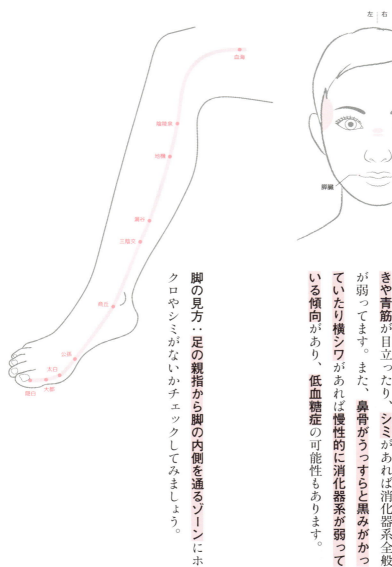

脾の働き

東洋医学では、**胃腸などの消化吸収を担う器官のことを総称して「脾」**と言います。脾の主な働きは、胃や小腸の働きも含めた消化吸収です。飲食物を消化して栄養分である「水穀の精微」に変化させ、吸収したのち、肺の力も借りながら全身に届けています。さらに、脾には水穀の精微から**「水」を吸収して全身に運ぶ**役割もあります。この時もまた、**肺のサポート**によって全身に運ばれ、余分なものは汗や尿となって排出されます。

このように、**脾は水の運搬**にも関わっているため、湿気が増える**梅雨時期**には、**体内に水が停滞しやすく**その働きは鈍くなります。

また、脾には**血液**が脈管内を**正常に流れ**ているかを見張る役割があります。これにより脈管内から血液が漏れ出るのを防いでくれています。他にも、内臓が下垂しないように重力に逆らって**胃腸をあるべき位置に持ち上げ**ておく働きがあり、これらをキープする力は脾の健全さに関わってきます。

起こりやすい症状

脾は消化活動全般を担っているので、その働きが低下すると、飲食物をうまく消化できずに未消化物が発生し、**腹痛や下痢、嘔吐、胃もたれ、腹部膨満感**などの症状を引き起こします。**脾の機能低下は口や唇にもあわられる**ため、**口の中が粘ったり**、**変な味**に感じるなどの味覚障害のほか、**口内炎やヘルペス**も起こりやすくなります。もし、**食後に眠気**を感じたり、**異様に甘いものを欲する**ようなときには**胃腸が弱っているサイン**です。

また、**脾が弱ると消化以外の働きも低下**するため、脈管から血液が漏れ出て**鼻血や不正出血**を起こしたり、ぶつけてもいないのに**皮下出血**ができたり、**内臓下垂や肌のたるみ**といった症状が起こりやすくなります。これは重力に逆らって内臓や肌をあるべき位置にキープする力が低下することで起こります。ほかにも、**水分の運搬が滞る**ことで**痰**や**軟便**、**むくみ**、**手足に倦怠感や脱力感**が起こります。**脾は湿気に弱い性質**があるので、**梅雨時期**や**湿気の多い地域**に暮らす人は、とくに気をつける必要があります。

❺ 心からのサインが出るライン〈手《て》少《しょう》陰《いん》心《しん》経《けい》〉

心経が関係する臓腑器官：心臓、横隔膜、胃、小腸、目

症状の傾向：動悸、不眠、精神不安定

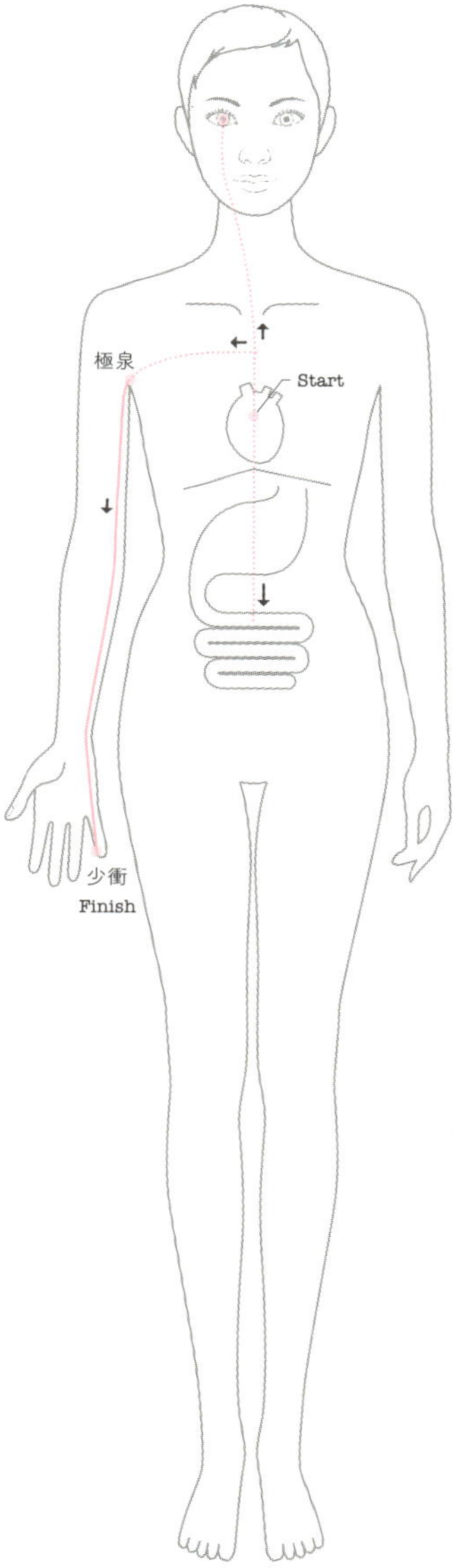

右図の見方：心臓から始まり、3つに分かれます。1つは小腸へと下り、1つはのどを上がって目に達し、もう1つは脇の下のツボ「極泉《きょくせん》」から体表に出て、腕の前面内側を通って、小指のツボ「少衝《しょうしょう》」で終わります。

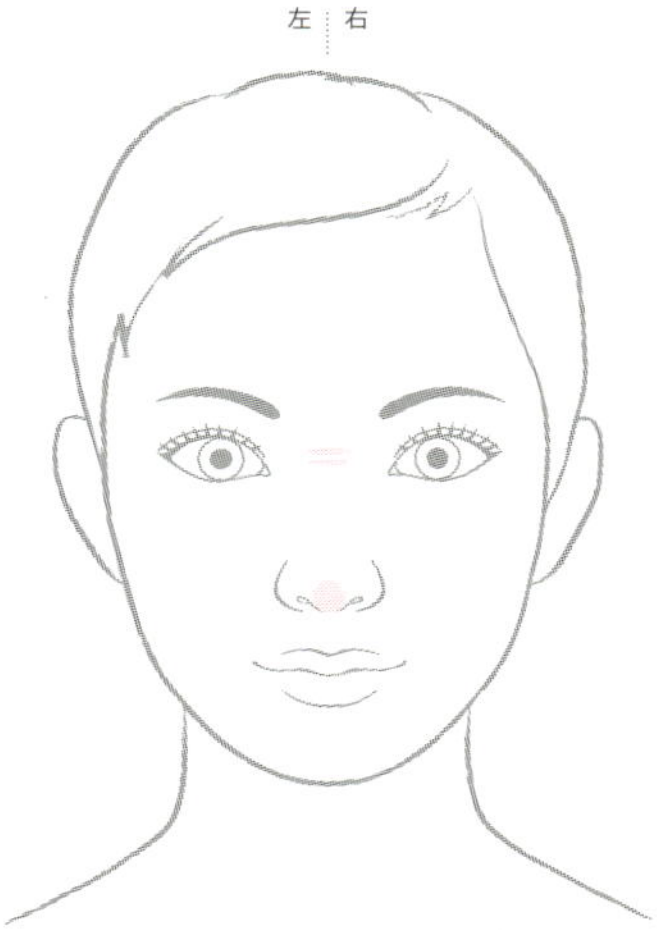

顔にあらわれるサイン：心からのサインは鼻先と、**目と目の間と鼻筋が交差**するあたりにあらわれます。**鼻先が赤み**を帯びていたり、**毛細血管**が浮き出ていたり、**毛穴**が気になったり**ホクロ**がある場合には**循環器系に負担**がかかっています。**鼻筋も黒っぽかったり横ジワ**があれば不調を抱えているサインです。

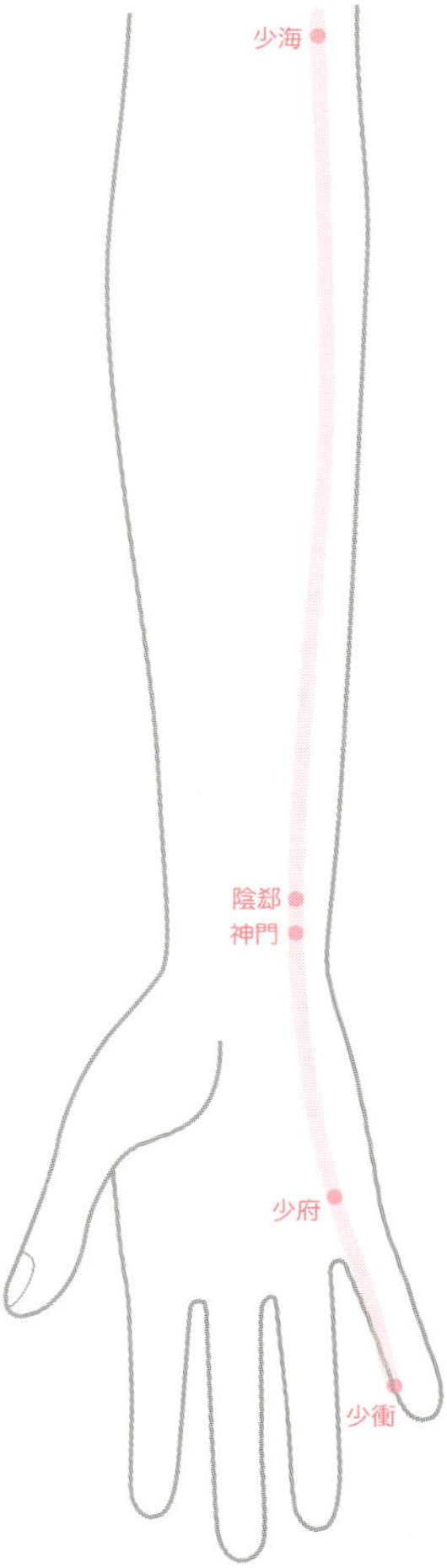

腕の見方：「前ならえ」の状態で**腕の内側の小指からのライン上**にホクロやシミがないかチェックしてみましょう。

心の働き

東洋医学で「心《しん》」とは、血液を循環させる**心臓の機能**だけでなく、**精神や意識**をコントロールして精神を安定させたり、意識をはっきりさせる働きを持っていると捉えます。血液循環は現代医学でいう心臓の働きと同じく、全身に血液を送り出すポンプの役割を指します。こうして血液中の栄養分は全身の器官や組織に行き渡ることができるのです。また、**栄養豊富で酸素に満ちたキレイな血液を全身に送る**だけでなく、**汚れた血液や二酸化炭素を回収して肺に送る**仕事もしています。

精神や意識のコントロールにおいては、情報を処理して的確に判断する中枢神経系の働きを担っており、**睡眠と覚醒**にも関わっています。

ほかにも、**体温**を調節したり**汗の分泌量**を調整する働きをしています。**心は熱を持ちやすい性質**があるので、**夏の暑さ**は体に熱をこもらせてしまい、**心臓の血液循環**と**精神活動・思考**にも影響を与えます。また、暑くなると体は汗を出して体温調節をするので、汗とともに血液中の水分とミネラルが出てしまうと、血液濃度は高くなりドロドロと流れにくい状態になります。そのため、流れにくい血液をなんとか全身に運ぶために、心臓には相当な負担がかかることになります。

起こりやすい症状

心は血液循環を担っているので、その働きが低下したり過剰になったりすると、興奮して発熱することで**顔面紅潮**、**イライラ**、**動悸**、**息切れ**、**不整脈**、**のぼせ**、**ほてり**、**口内炎**などの症状が起こります。実際、**夏は心筋梗塞が起こりやすい季節**として知られています。もし瘀血《おけつ》がある場合、顔色は青紫色になります。そのほか、集中力が低下して落ち着きがなくなり、焦りを感じるようになったり、寝つきが悪くて夢をよく見るようになります。夢を見るということは睡眠が浅いということなので、睡眠の質が低下して昼間に眠くなったり、物忘れが激しくなるなどの症状もしばしば出てくるようになります。

また、**心の状態は舌にあらわれる**ので、心が弱って血液循環がうまくいかなくなると、舌先が赤くただれたりして痛みを感じることもあります。逆に青紫色を呈する場合は、顔と同様、瘀血が原因です。

心は経絡で小腸とつながっており、これら心の症状が長引けば、その影響は小腸にもおよび、消化吸収が低下することにもなります。逆に、小腸に熱がこもった場合も心に影響が及んで、その働きを阻害することになります。

⑥ 小腸からのサインが出るライン〈手《て》太《たい》陽《よう》小《しょう》腸《ちょう》経《けい》〉

小腸経が関係する臓腑器官：心臓、横隔膜、胃、小腸

症状の傾向：肘・肩の痛み、のど・あごの痛み、耳鳴り、難聴、頭痛、歯痛、眉間やおでこのシワ

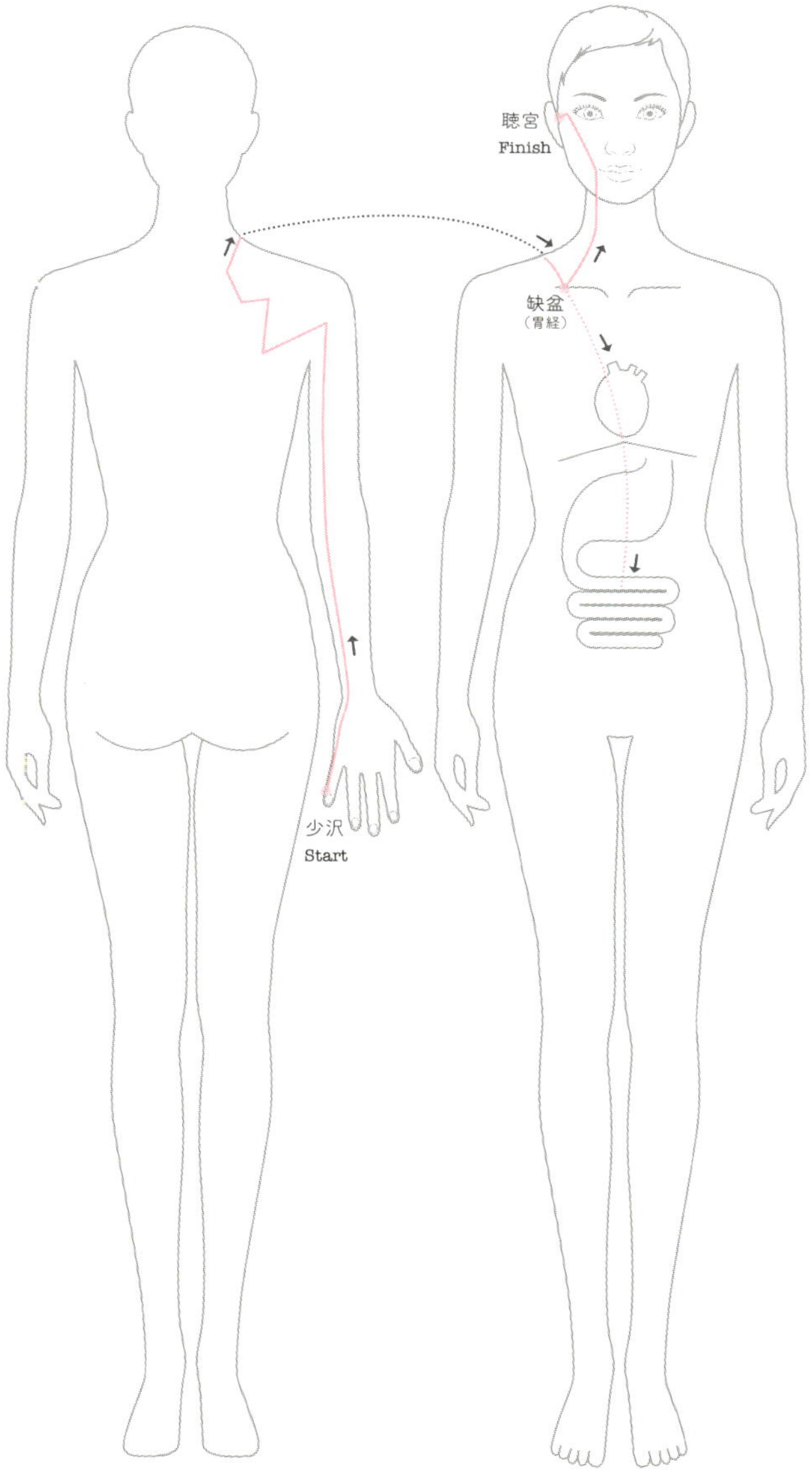

右図の見方：手の小指のツボ「少沢《しょうたく》」から始まり、手の甲側から腕の外側背面を上がって、肩から肩甲骨を通って、体の前面に出て鎖骨の上のくぼみにあるツボ「缺盆《けつぼん》」で体表と体内ルートに分かれます。体内は心臓、胃を通って小腸に達します。体表はのど、あごを通りながら耳の手前のツボ「聴宮《ちょうきゅう》」で終わります。

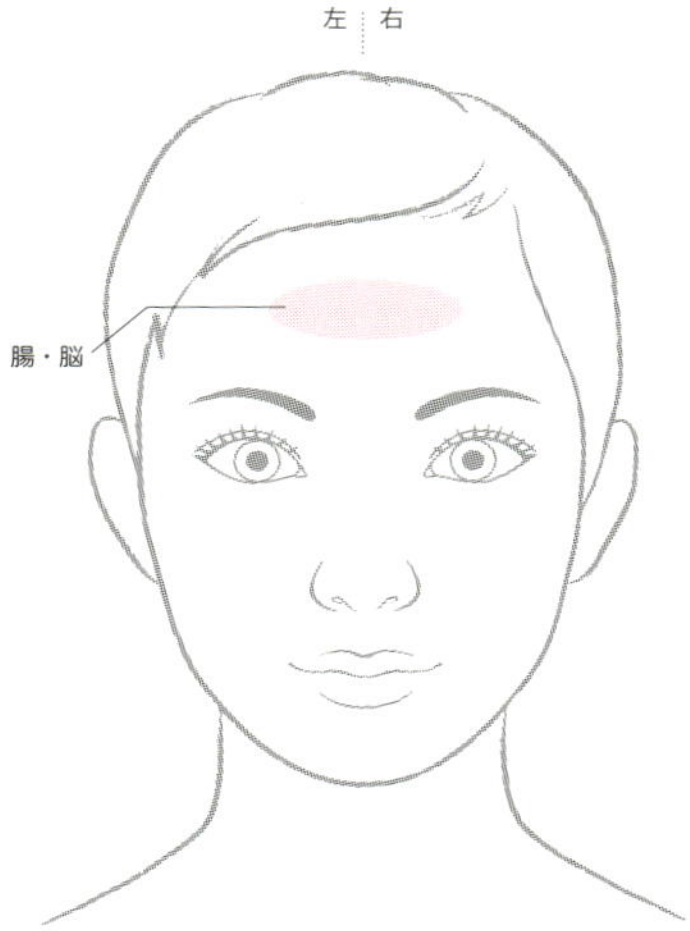

顔にあらわれるサイン：**小腸からのサインはおでこ**にあらわれます。おでこに**赤い湿疹**や**吹き出物**、**シミ**や**ホクロ**のほか、**イボ**ができたりしていたら小腸に負担がかかっています。また、場所が脳に近いこともあり、まれに脳の病気の前兆である場合もあります。

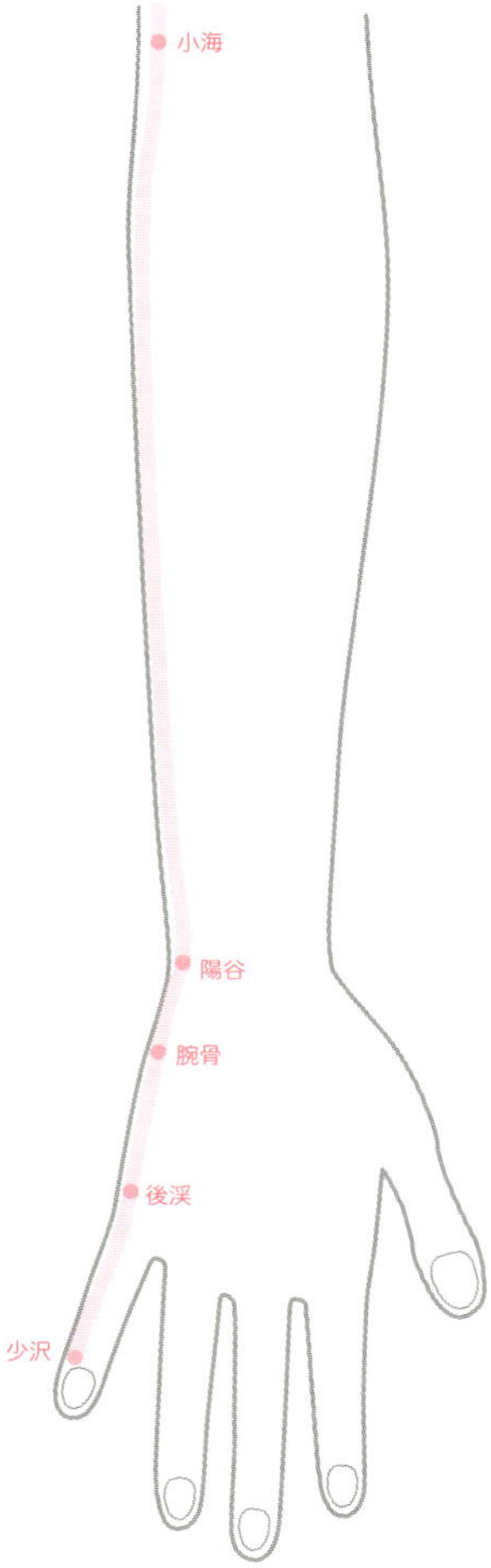

腕の見方：「前ならえ」の状態で**小指の側面のライン上**にホクロやシミがないかチェックしてみましょう。

小腸の働き

小腸は、胃や十二指腸で消化された飲食物を**さらに分解し、栄養素を吸収する**働きをしています。東洋医学においては、飲食物の**栄養分**である水穀の精微と**残りカスに分ける**働きがあると考えます。**この働きは経絡でつながっている心からの熱が伝わって、小腸が温められる**ことで促されます。小腸では分解酵素を含んだ消化液が分泌されます。それにより、タンパク質をアミノ酸に、炭水化物を麦芽糖やブドウ糖に、脂肪を脂肪酸とグリセリンにと細かく分解することで、吸収しやすい栄養素に変換しています。また、小腸の粘膜には、より多くの栄養を吸収するために絨毛《じゅうもう》という無数の突起があり、体内の免疫細胞の、実に半数ほどが集中しています。腸管の内側は細菌やウイルスなどの外部からの異物にも直接さらされている場所なので、体を異物から守るための防御が配備されているのです。

起こりやすい症状

小腸は最終的な消化吸収を担っているので、その働きが低下すると、栄養不足になったり、便や尿にも異常が起こります。例えば、**心から伝わってくる熱**が過剰になってしまうと、**尿の色が濃く**なったり、**頻尿、排尿時の灼熱感や残尿感**といった症状が起こりやすくなります。また、小腸には人体にとって必要な栄養素と、細菌や未消化物などの不要なものがないまぜで流れているので、それらを吸収して良いものか悪いものかを判断する力も衰えてしまいます。つまり、**小腸の腸管粘膜にいる免疫細胞の働きが鈍ることで免疫機能が低下**し、花粉症や喘息、アトピー性皮膚炎などのアレルギー症状を引き起こしやすくなるのです。飲食物の栄養素も、最小単位にまで小さく分解されていなければ体にとっては異物になりますから、免疫が発動しなければならない事態を避けるためにも、小腸の健全さはとても大事なのです。

❼ 膀胱からのサインが出るライン〈足《あし》太《たい》陽《よう》膀《ぼう》胱《こう》経《けい》〉

膀胱経が関係する臓腑器官：腎臓、膀胱、脳

症状の傾向：目の奥の痛み、頭痛、背中の痛み、腰痛、眉間やおでこのシワ

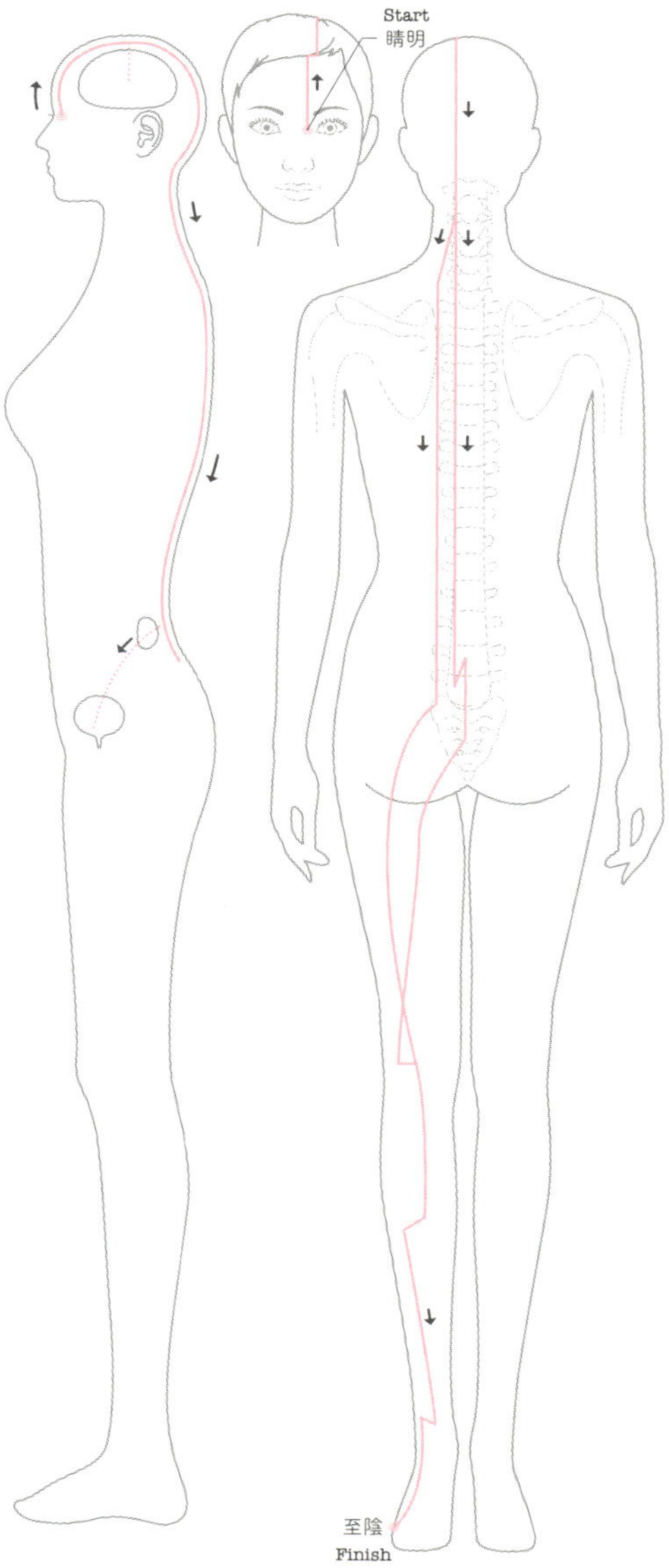

右図の見方：目頭のツボ「睛明《せいめい》」から始まり、額を上って頭頂で枝分かれして、1つは脳へ、もう1つは後頭部を通って首の後ろで2つに分かれ、背骨に沿って2本並んで下ります。背骨側のほうは腰のあたりで2つに分かれ、1つは腎臓を通って膀胱に達します。もう1つはおしり、ももの裏を通って膝裏で合流し、ふくらはぎから外くるぶしを下り、足の小指のツボ「至陰《しいん》」で終わります。

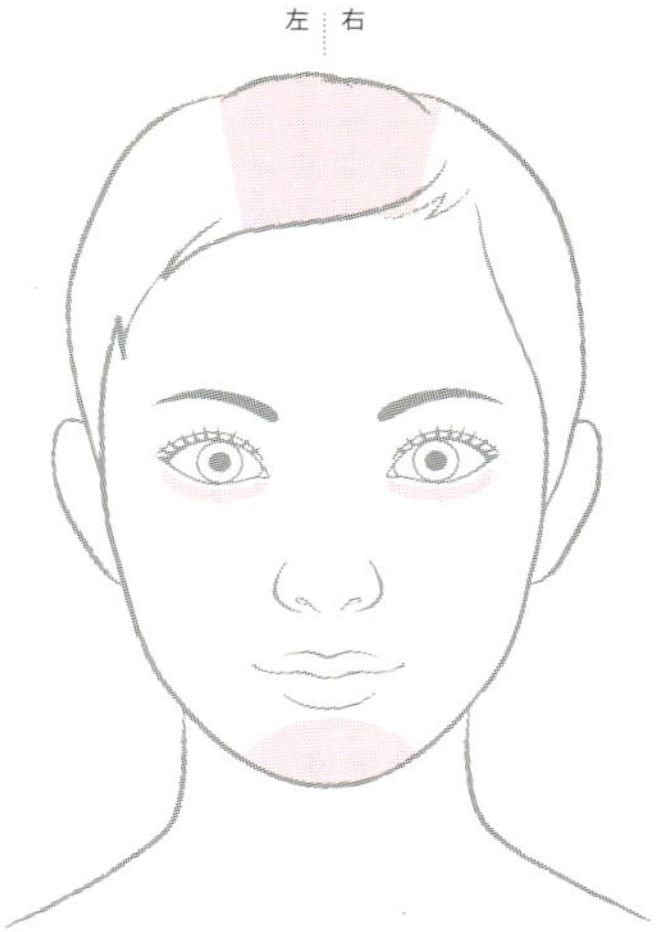

顔にあらわれるサイン：**膀胱からのサインは前頭部やあご、目の下**にあらわれます。**前頭部に集中して白髪**が生えていたり、**あごにニキビ**が絶えなかったり、**ホクロやイボ**ができている、または**目の下が膨らんでたるんだ**ようになっている時には膀胱に負担がかかっています。

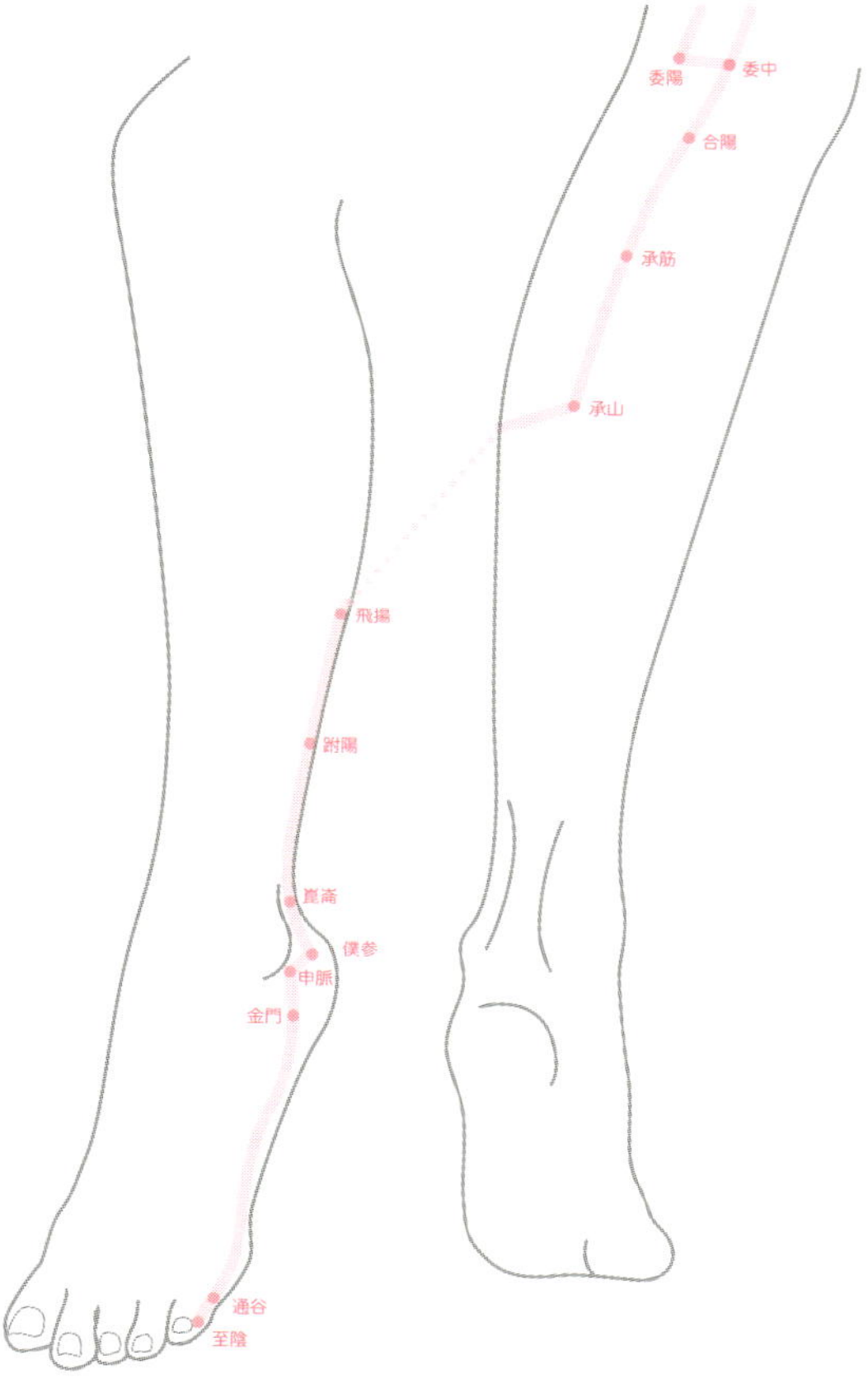

脚の見方：足の小指の側面からくるぶしの下を通って、ふくらはぎの側面から背面へとのぼっていくライン上にホクロやシミがないかチェックしてみましょう。

膀胱の働き

膀胱は、体の中で不要な水分を尿として貯めておき、排出する働きがあります。腎臓からは常に少しずつ尿が送られてくるので、それをある程度の量になるまで貯めておく袋状のものが膀胱です。**膀胱は経絡で「腎」**とつながっており、腎が関与することで膀胱も一定量の尿を貯めることができたり、勢いよく尿を出すことができたりと体内の水分代謝や排泄といった膀胱の働きもコントロールしています。このように膀胱は腎と連携することで正常に働けるようになっています。

また、**膀胱は寒さに弱い性質**があります。冬になるとトイレが近くなるという経験は誰にでもあると思いますが、それもまさに寒さに弱い膀胱ならではの反応です。とくに冬は毛穴が閉じて汗をかかなくなる分、水分の排泄が膀胱に集中することに加えて、寒さで膀胱の筋肉が収縮することで、膀胱に尿を貯めておくことができずにトイレが近くなるということが起こります。

起こりやすい症状

膀胱は尿を一時的に貯めておく臓器です。その働きが衰えると、**頻尿**、**尿もれ**を起こしたり、尿が出なくなってむくみを生じたり、**排尿痛**などを引き起こします。また膀胱が冷えて血液循環が悪くなることで、**膀胱炎**も起こりやすくなります。とくに女性は尿道が短く、大腸菌などの細菌が尿道口から逆行して膀胱まで入り込むので膀胱炎を引き起こしやすく、症状を繰り返す傾向がありま す。また、残尿があっても細菌が増殖する恐れがあるので、**残尿感**がある場合は要注意です。まずは**冷たい飲食物を控え**て、骨盤周りが温まるような**インナーマッスルを鍛える運動**を取り入れてみると良いでしょう。十分な血液が届けば、血液中の免疫細胞によって細菌は速やかに退治されます。

❽ 腎からのサインが出るライン〈足少陰腎経《あししょういんじんけい》〉

腎経が関係する臓腑器官：肺、横隔膜、肝臓、腎臓、膀胱

症状の傾向：足のむくみ、冷え、腎臓疾患、生理不順、生理痛

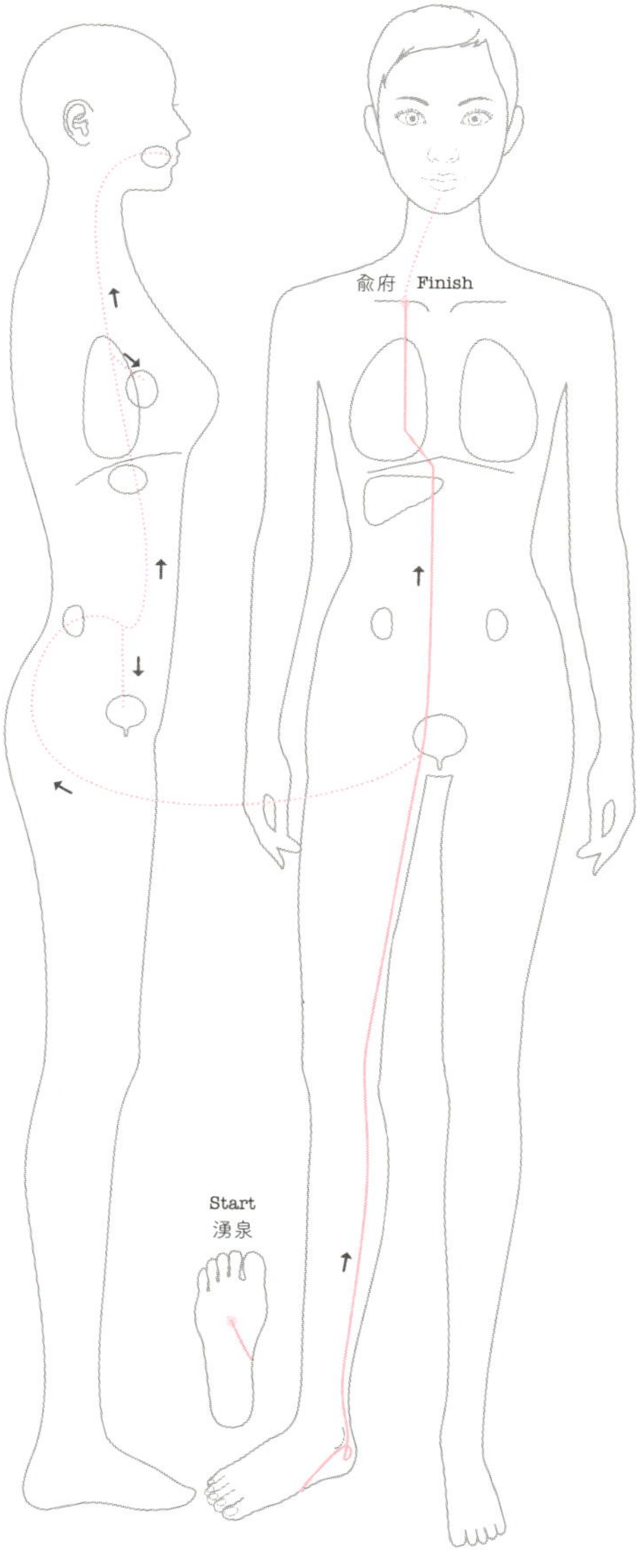

右図の見方：足の小指からつながって足裏のツボ「湧泉《ゆうせん》」から始まり、内くるぶしから足の内側を通って会陰《えいん》で体内と体表ルートに分かれます。体表は腹、胸を上り、鎖骨のツボ「兪府《ゆふ》」で終わります。体内は腎臓を通り、2つに分かれて、1つは膀胱へ至り、もう1つは肝、肺、心を通ってのどを上り、舌につながります。

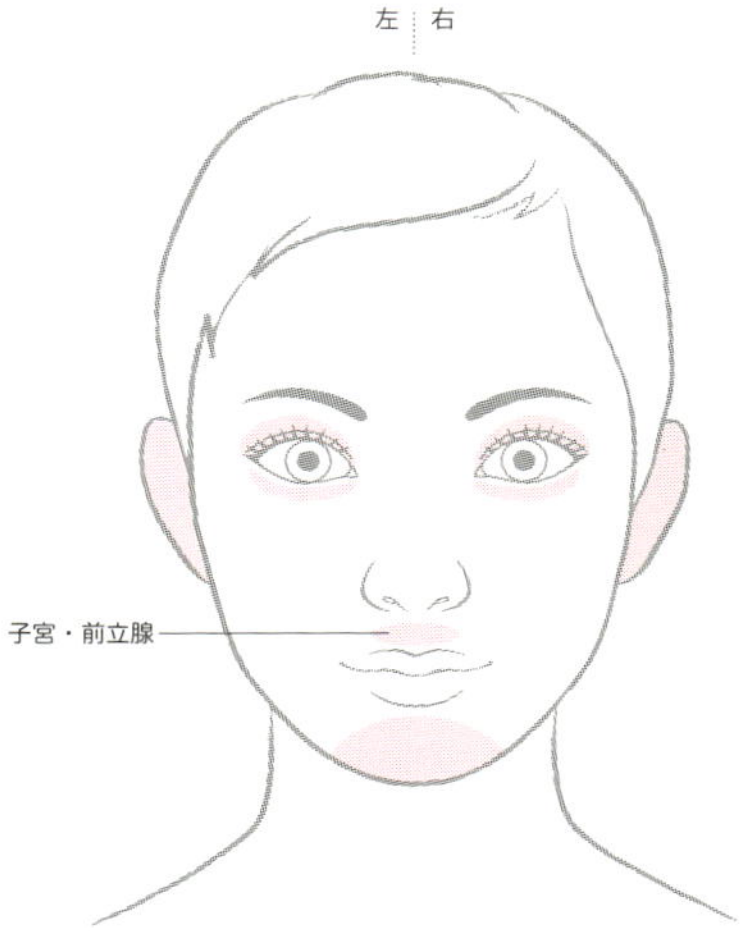

顔にあらわれるサイン：**腎からのサインは目の周り**や**耳**、**鼻の下**にあらわれます。**目の周りが黒ずんで**いたり、**ホクロやシミが目立つ**場合は**疲労**がたまって生命力が落ちている時です。**あごにホクロや吹き出物**があれば**生殖器系**が弱っているサインですし、**鼻の下**に関しては**子宮**や**前立腺**の不調をあらわします。

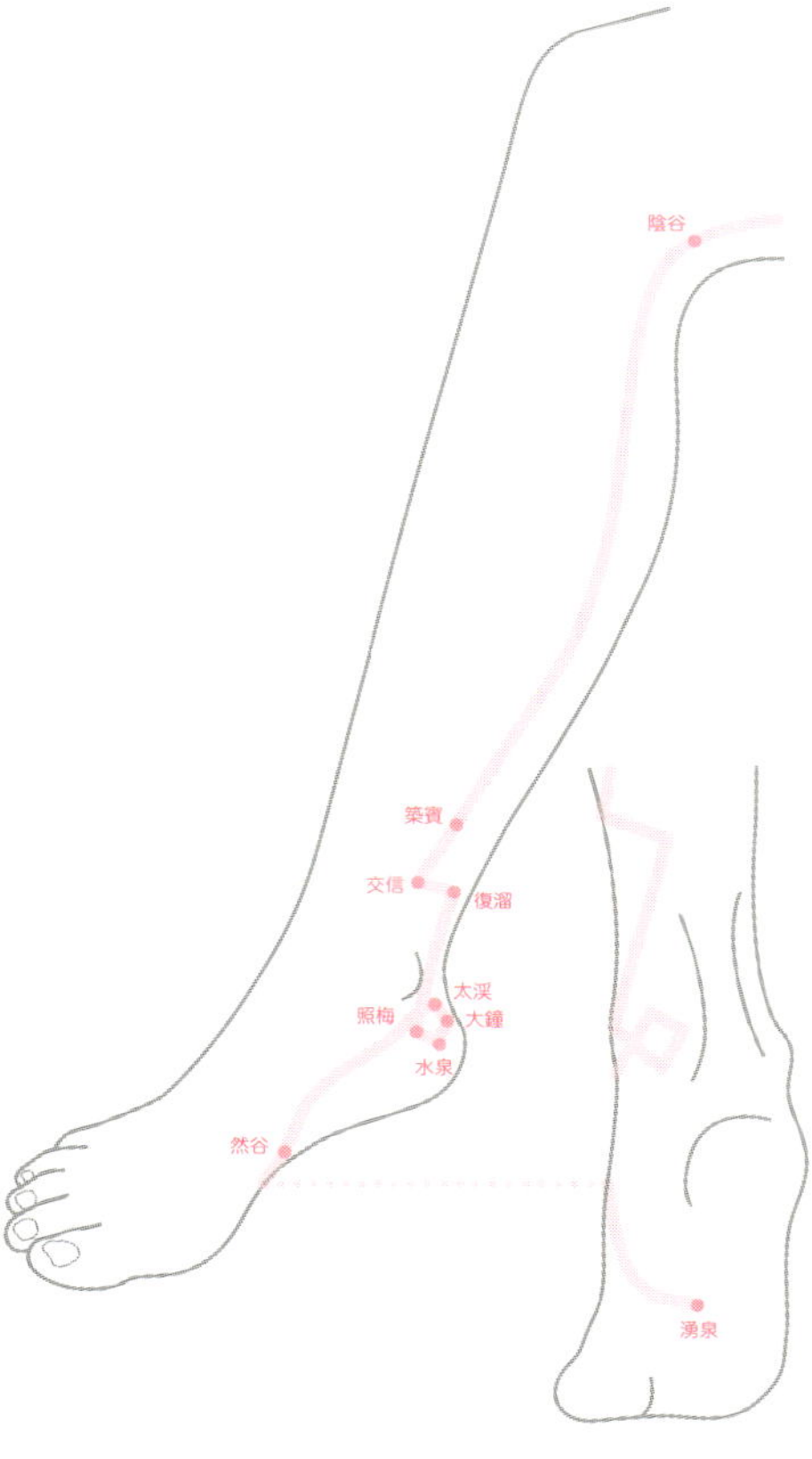

脚の見方：足裏の真ん中より少し上にある窪みから足の内側を通って膝の内側へとのぼっていくライン上にホクロやシミがないかチェックしてみましょう。

腎の働き

腎の主な働きは、体の生命活動を維持するためのエネルギーである**「精」を貯蔵し、全身に届けること**です。**成長・発育・生殖に関与**し、骨や歯の形成・維持にも関わっています。精は「先天の精」と「後天の精」に分けられます。**先天の精は両親から受け継いだもの**で生まれつき備わっているエネルギーです。対して**後天の精は生まれた後に飲食物として取り込んだ栄養分**「水穀の精微」と、**鼻から入ってくる大気**から作られるこれらのエネルギーです。腎に蓄えられるこれらのエネルギーを

「腎精《じんせい》」と言って、生命エネルギーの中でも純度が高く、質の良いものが凝縮されています。そのため、いざという時に粘り強さや根気を生み出し、**気力・体力・免疫力の要**になります。ちなみに、**先天の精は40歳前後で枯渇**すると言われており、それ以降は口から入る食べ物と鼻から入る空気で体を賄っていくことになるので、その質が問われることになります。

また、**腎の健康度は髪**にあらわれます。腎の生命エネルギーが充実していれば、髪もツヤとハリがあり、毛量も十分に保つことができます。

起こりやすい症状

腎が弱ると生きていくためのエネルギーが衰えて気力・体力ともに低下し、**老化も進みやすく**なります。腎経の経絡のライン上に何らかのサインがある場合は、**寝ても疲労感が抜けない**などの不調が続いているかもしれません。**腎の不調は真っ先に髪**にあらわれますから**白髪**や**抜け毛**が増えたり、**髪が細く**なったりしたときも要注意です。思いあたることがある場合は、**自分の体温より冷たい飲食物を避け**てみましょう。腎は寒さに弱い性質があり、冷えると生殖器系や泌尿器系にもトラブルを起こしやすいのです。女性の場合は生理不順や生理痛、月経に伴う腰痛や生理前症候群、不妊、膀胱炎などが考えられます。男性の場合は性欲減退、インポテンツ、尿の切れが悪い、頻尿などがあてはまります。他にも、難聴、耳鳴り、めまいなどの耳に起因する症状も腎からの不調のサインです。

⑨ 心包からのサインが出るライン〈手《て》厥《けつ》陰《いん》心《しん》包《ぼう》経《けい》〉

心包経が関係する臓腑器官：心臓、横隔膜

症状の傾向：腱鞘炎、動悸、吐き気

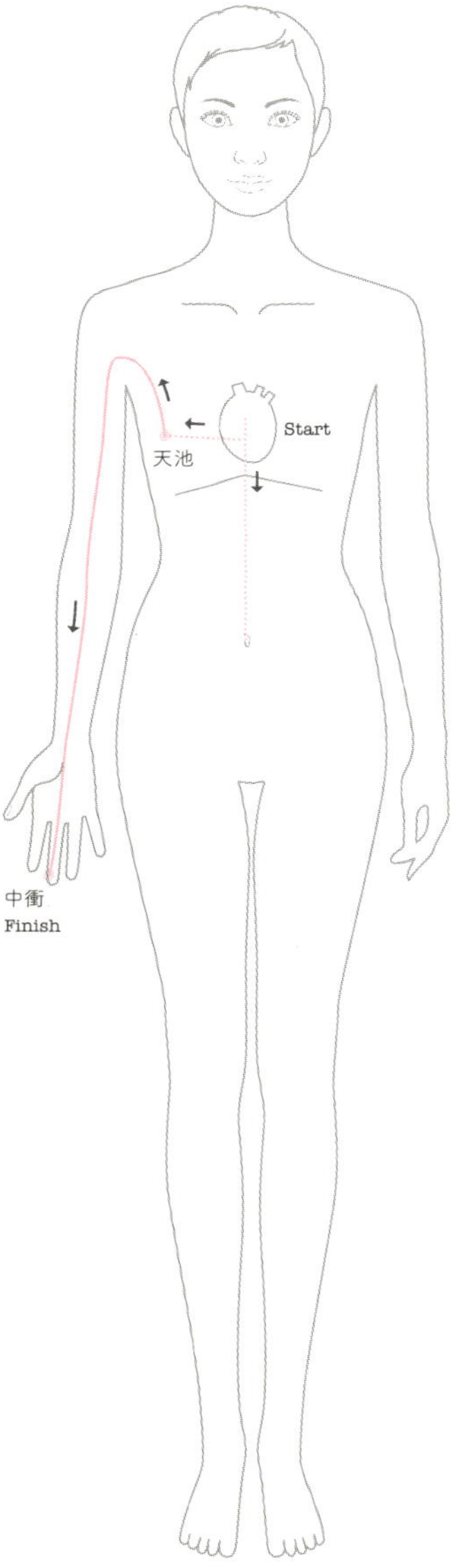

右図の見方：心臓から始まり、2つに分かれて、1つは腹部を下ってへその奥のほうにつながり、もう1つは胸を横切り、脇の下のツボ「天池《てんち》」から体表に出て手の内側中央を通って中指のツボ「中衝《ちゅうしょう》」で終わります。

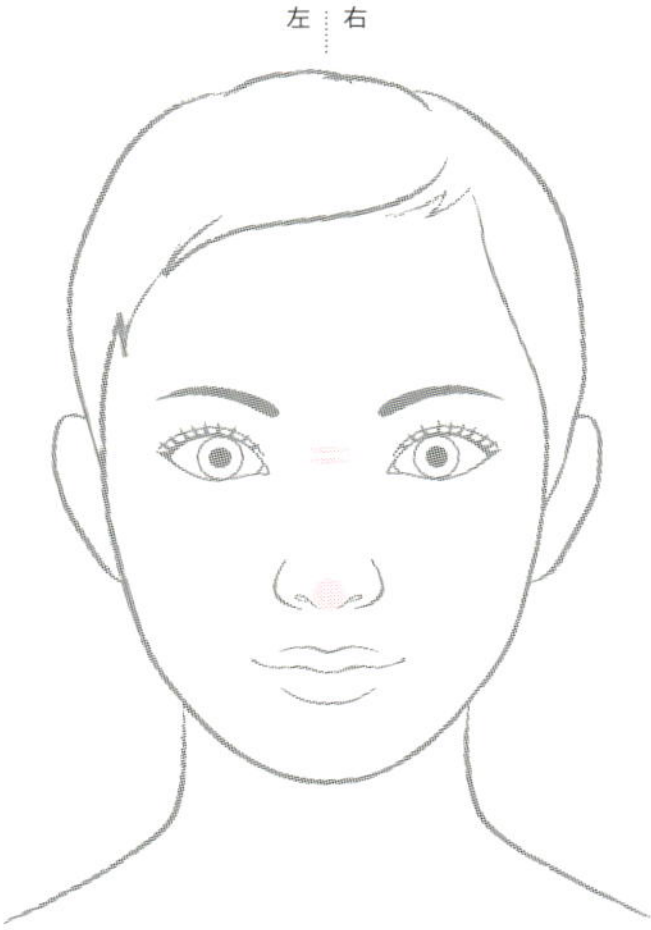

顔にあらわれるサイン：心包からのサインは心と同様、**鼻先**と、**目と目の間と鼻筋が交差するあたり**にあらわれます。**鼻先が赤み**を帯びていたり、**毛細血管**が浮き出ていたり、**毛穴やホクロ**がある場合は循環器系に負担がかかっています。**鼻筋**も**黒っぽかったり横ジワ**があれば不調を抱えているサインです。

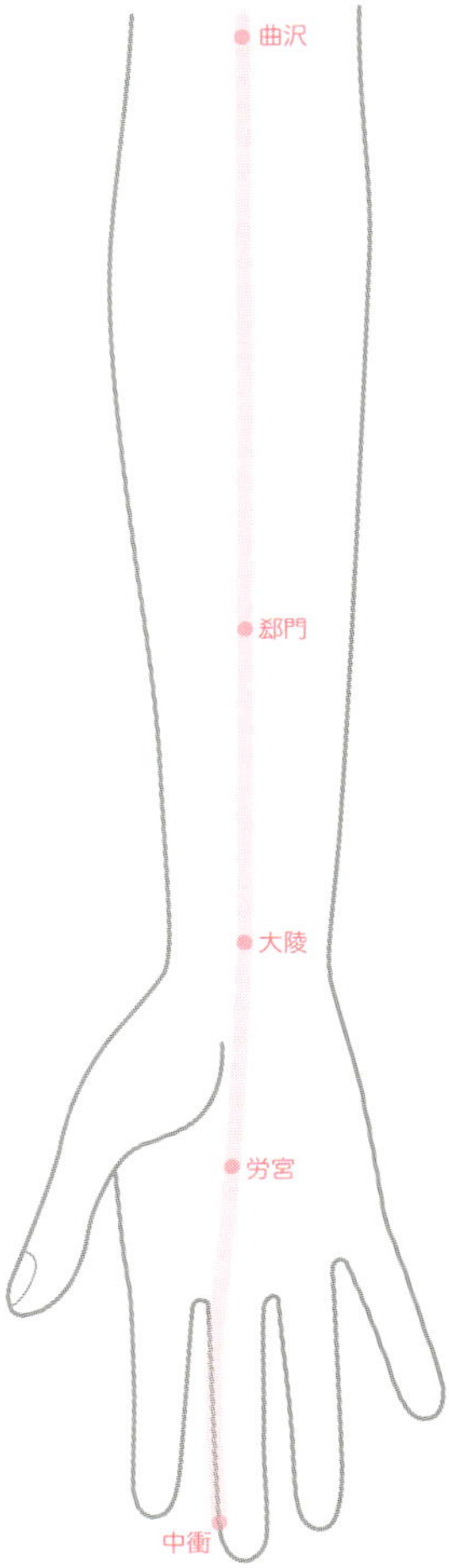

腕の見方：「前ならえ」の状態で**腕の内側の中指からのライン上**にホクロやシミがないかチェックしてみましょう。

心包の働き

心包は「心を包む膜、または袋」と解釈されており、機能としては**心臓を動かしてその働きを調整**する役割があります。心包は解剖しても見つからない**実体のない臓器**ですが、**東洋医学的な概念ではその機能が臓器として扱われています**。心包は経絡では「三焦《さんしょう》」とつながっており、その働きもコントロールしています。

また、心包は心と同じように**血液循環に関与**し、**血圧を安定**させたり、**精神を落ち着かせて**安眠させる働きもあります。他にも情報を処理して的確に判断する、中枢神経系の働きをコントロールしたり、血液に乗せて各臓器に栄養を配分し、その機能を促進させることにも関わっています。

起こりやすい症状

心包が弱ることで心の働きにも影響を及ぼします。例えば、**動悸や息切れ、のぼせ、ほてり、手足の冷え**などは心の働きが低下したり、過剰になった時の症状と一致します。とくに普段から他人への気配りをすることが多かったり、周りの言動が気になるなど、気が休まらないような人は注意が必要です。

ちなみに、**19時から21時まで**の時間帯は心包が働く時間帯なので、この時は**心穏やかに夕食を囲んでのんびり過ごす**のがオススメです。

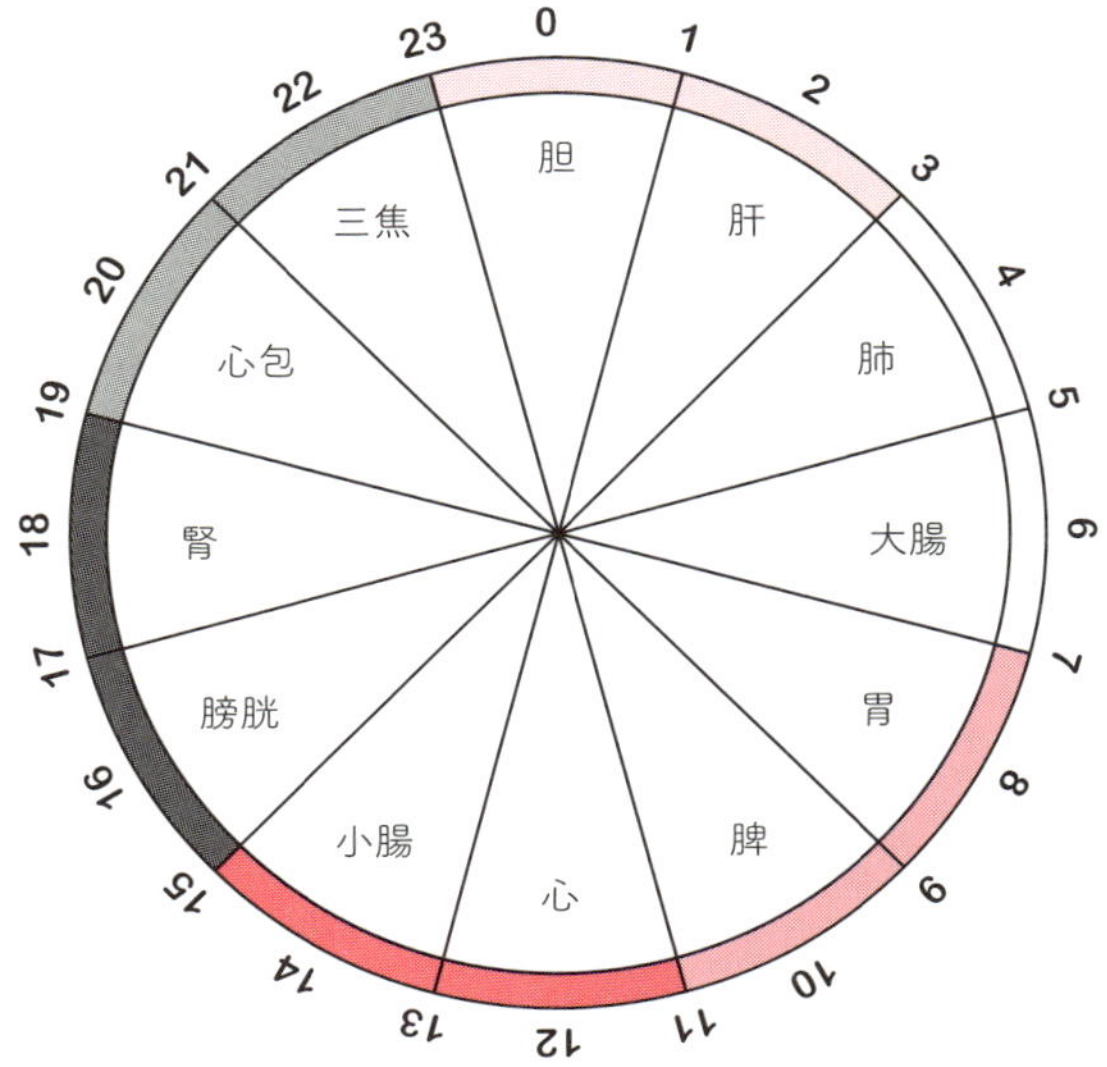

東洋医学では、臓腑ごとに集中して働く時間帯があると考えます。たとえば夜中の1〜3時は肝臓の時間です。日中に取り込んだものの解毒や分解をしています。この時間に起きていたり眠りが浅かったりすると、肝臓の仕事を阻害することになるのです。

⑩ 三焦からのサインが出るライン〈手《て》少陽《しょうよう》三焦《さんしょう》経《けい》〉

三焦経が関係する臓腑器官：心臓、横隔膜、胃、丹田

症状の傾向：頭痛、耳鳴り、難聴、顎関節症、五十肩、腱鞘炎、関節リウマチ、目尻のシワ

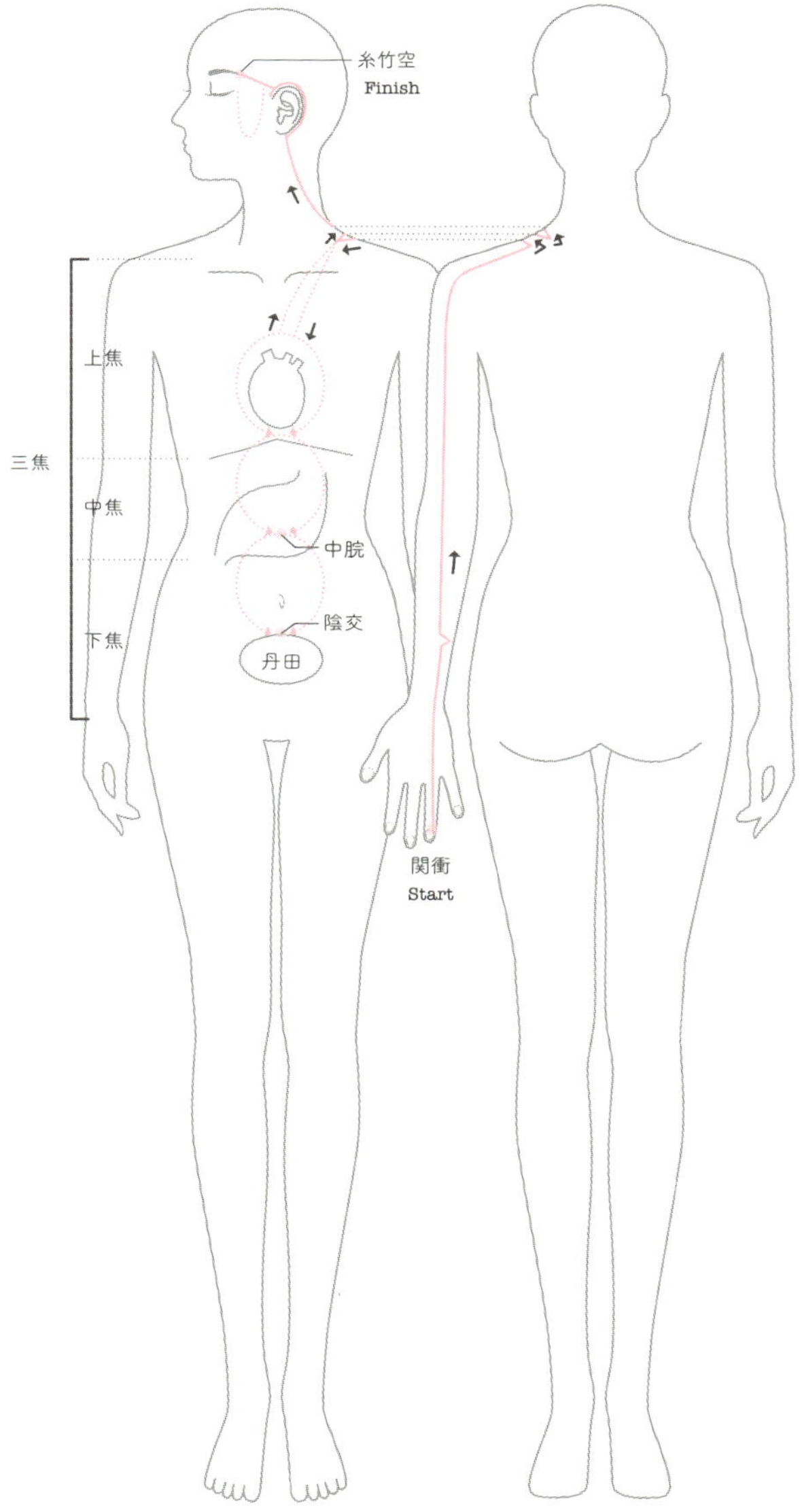

右図の見方：体表は薬指のツボ「関衝《かんしょう》」から始まり、手の甲側から腕の外側背面を上って、肩から首から耳の後ろ、こめかみを通って目尻のツボ「糸竹空《しちくくう》」で終わります。それに加えて、体内は途中で分岐して、鎖骨部から胸に入り、心包を通り、三焦に向かいます。

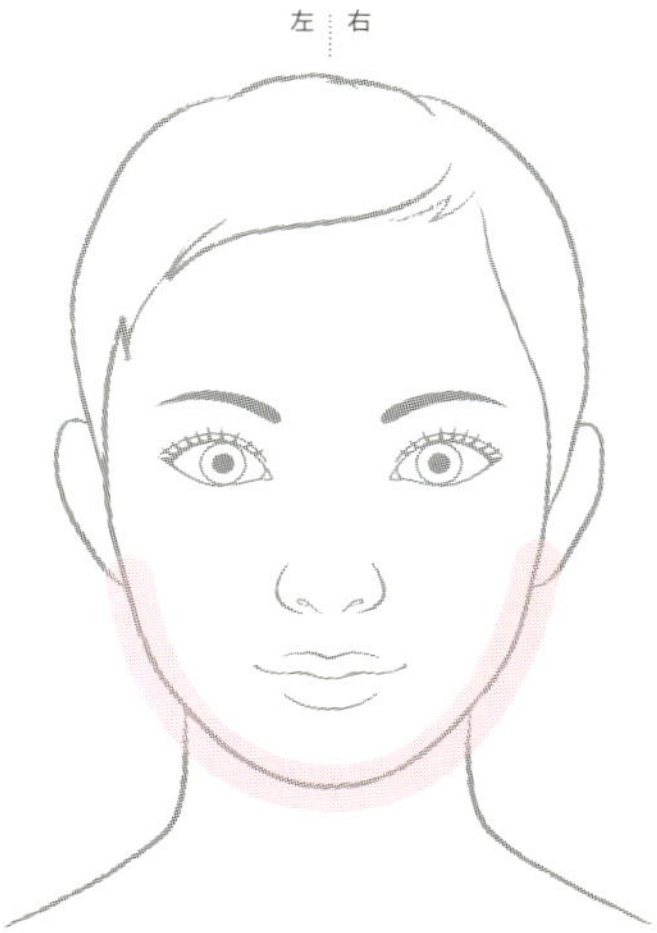

顔にあらわれるサイン：三焦は、気の循環と水分代謝に関わっているので、その機能が衰えると**顔がむくんだり**、**肌のたるみ**が目立ったりと**フェイスライン**に影響があらわれます。また、**目尻が下がって目が腫れぼったい**ような時も気や水分が停滞しているサインです。

腕の見方：「前ならえ」の状態で**腕の外側の薬指からのライン上**にホクロやシミがないかチェックしてみましょう。

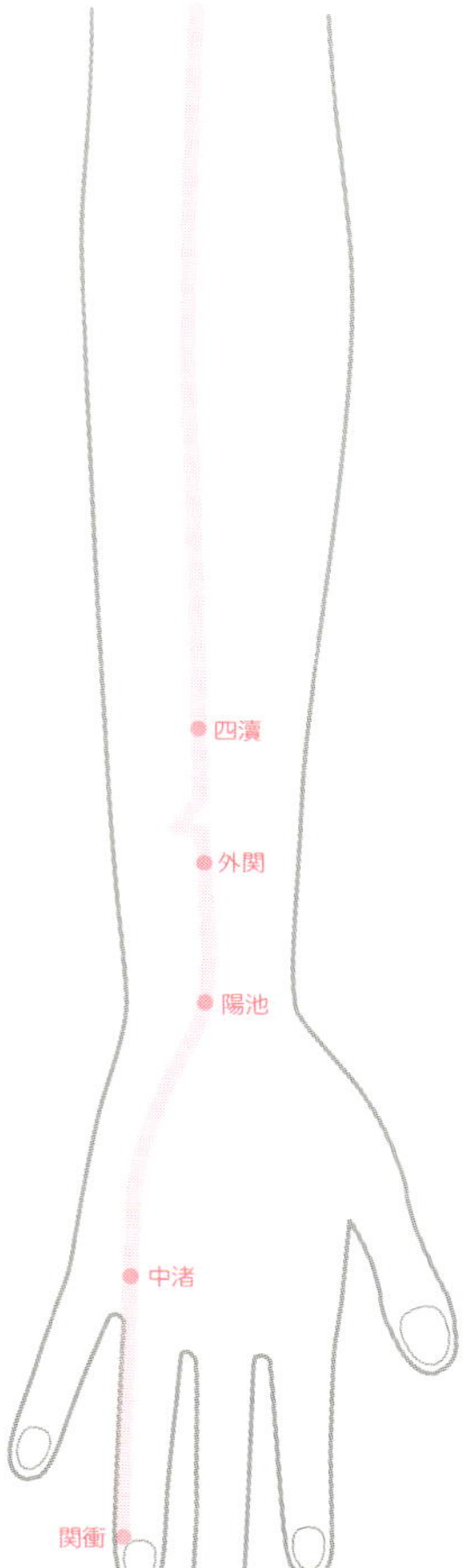

三焦の働き

三焦も心包と同様で**特定の器官を指すものではなく**、臓腑が収まっている**胸腔《きょうくう》と腹腔《ふくくう》のこと**を指します。上から上中下と分けられ、**横隔膜から上の部分を「上焦《じょうしょう》」**、**横隔膜からへそまでを「中焦《ちゅうしょう》」**、**へそから下の下腹部までを「下焦《げしょう》」**とし、三焦とはこれら3つの総称となります。主に**全身の気の循環と水分代謝に関与**しており、「目に見えない水分の通り道」とも言われています。

それぞれ、機能としては**上焦が「心・肺」**、**中焦が「脾・胃」**、**下焦が「肝・腎・小腸・大腸・膀胱」**と同様と捉えます。ちなみに「焦」とは焦げるという意味合いから、人体における「熱源＝heater」とも考えられています。その熱の力によって心臓では拍動が起こり、血流が生まれ、気血が全身を巡ることで代謝が促されるようになっています。

起こりやすい症状

三焦は機能として、気の循環や水分代謝に関わっているので、それらが滞ることで尿量が少なくなってむくみが生じたり、気の力によって体の隅々に運ばれるはずの血液が行き届かなくなるので、手足の末端が冷えたりするようになります。また、**脇腹やお腹が張ったり**、**のどや胸がつかえた感じ**がしたり、**ゲップ**が出やすく、**ため息**もよくつくようなことがあれば、三焦の機能が低下して気が滞っているサインです。他にも、ストレスを感じやすく**イライラ**したり、**怒りっぽく**なったり、逆に気分がふさいで抑うつ状態になったりと**感情面においても不安定さ**が目立つようになります。

女性の場合は、**月経前に胸が張る**、**過食や拒食を繰り返す**ようなことがあれば要注意です。

他にも、水分代謝の滞りは、**汗をかきやすい**、**体が重だるい**、**下半身のむくみ**、**肌のたるみ**、**痰のからむ咳**、**湿気の多い雨の日や梅雨時期に具合が悪く**なりやすかったり、**車酔い**しやすい、**頻尿**、**下痢**や**軟便**などを引き起こします。

⑪胆からのサインが出るライン〈足《あし》少《しょう》陽《よう》胆《たん》経《けい》〉

胆経が関係する臓腑器官：肝臓、胆のう

症状の傾向：腰痛、坐骨神経痛、めまい、片頭痛、難聴、耳鳴り、目尻のシワ

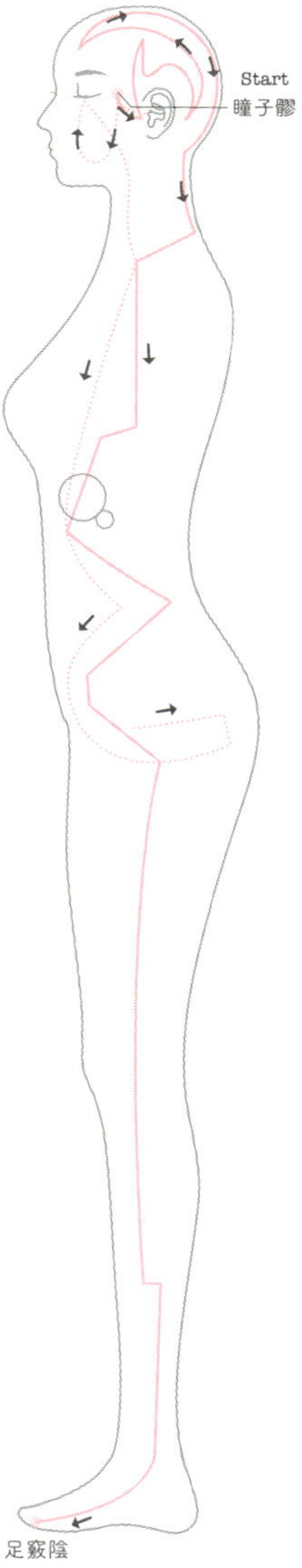

右図の見方：目尻のツボ「瞳子髎《どうしりょう》」から始まり、2つに分かれ、体表は耳の周りの側頭部を巡って、首を下り、肩で一度体内ルートと合流し、体の側面を下って股関節のあたりでもう一度体内ルートと合流し、足の側面を下って外くるぶしを通り、足の薬指のツボ「足竅陰《あしきょういん》」で終わります。体内は頬を巡り、肩で一度体表ルートと合流し、肝臓、胆のうを通って股関節で体表ルートと合流します。

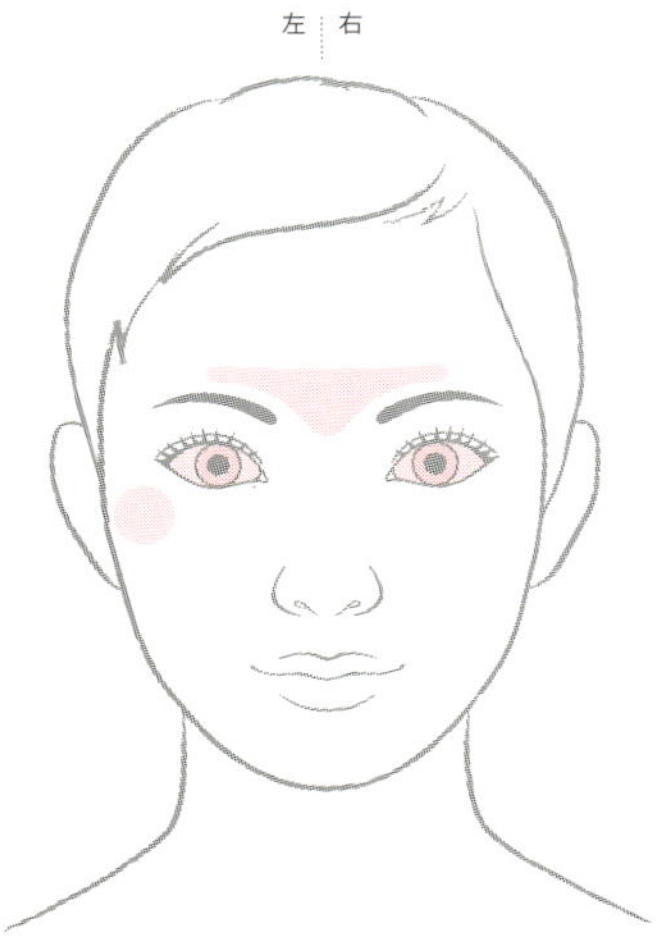

顔にあらわれるサイン：胆は、肝と同様で**眉間や目にサイン**があらわれます。また、**左の頬にシミが多い**時にも肝の弱りから胆にも負担がかかっています。とくに**白目の色が黄色味**がかっていたり、**肌が黄ぐすみ**を起こしている場合には**胆から肝へと影響が飛び火**しているサインです。

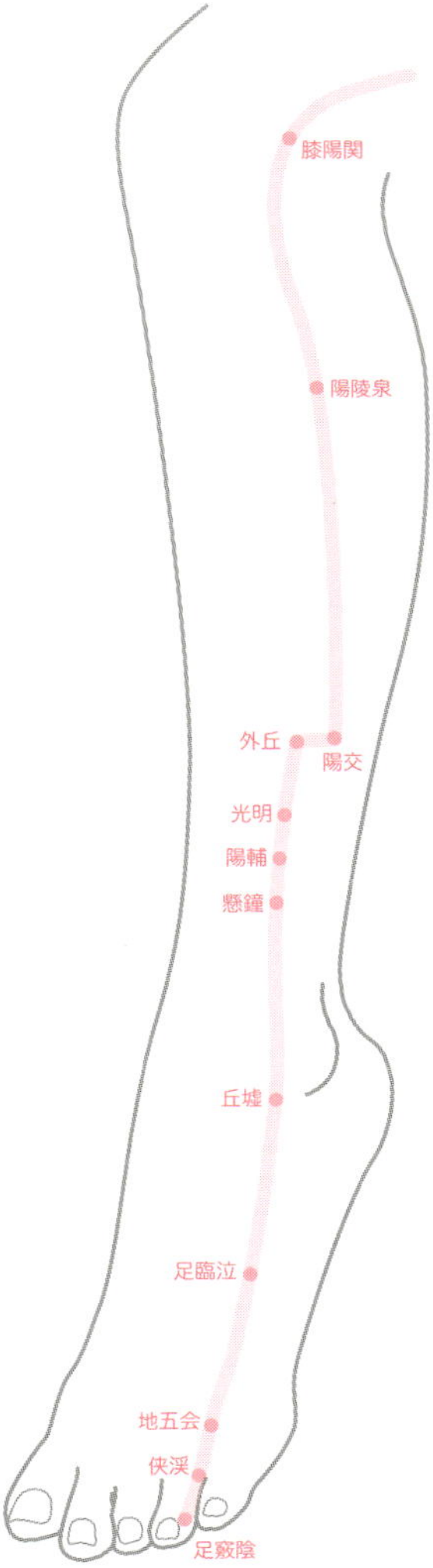

脚の見方：足の薬指から足首の前面を通って、ふくらはぎの側面へとのぼっていくライン上にホクロやシミがないかチェックしてみましょう。

胆の働き

胆には、東洋医学的な観点と、現代医学的な観点の2つの働きが備わっています。1つは現代医学的な働きとほぼ同じで、胆汁を貯蔵・分泌して胃腸の中でもとくに**小腸での消化吸収を補佐する**役割を持っています。胃腸のように直接的に消化吸収に携わることはありませんが、肝細胞から絶え間なく分泌されて胆のうに溜められる胆汁は、脂肪分解には欠かせない物質です。食事で体内に取り込まれた飲食物が十二指腸に到着すると、胆汁は総胆管を通って十二指腸に流れる仕組みになっています。

経絡では肝とつながりがあり、実際の胆汁の生成と分泌は肝がコントロールしています。そのため、**ストレスなどで肝の健全さが失われると、たちまち胆にも影響**してしまいます。

もう1つは物事を判断して決める**「決断力」を担っている**ことです。これは東洋医学独特の捉え方ではありますが、漢字には「大胆」「肝が据わる」という言葉があるように、胆の健全さは行動力や決断力、落ち着きといった立ち居振る舞いにもあらわれます。

起こりやすい症状

胆汁の貯蔵・分泌が主な働きなので、脂質を取りすぎることで胆汁のなかでコレステロールが固まり、石のようになって胆のうに溜まる**結石を作りやすく**なります。胆石が胆道に詰まったり、胆のうが炎症を起こして腫れあがったりすると、胆汁の流れが悪くなり黄疸や肝機能異常を起こすことがあります。その場合、**目の白目の部分や皮膚が黄色くなる**などの症状が出ます。

他の症状としては、**口の中が苦味**を感じたりすることもあります。また、**肝・胆は春先に弱りやすい傾向**があります。春はお花見や歓送迎会などでご馳走を食べたり、お酒を飲む機会も増えるので、肝臓でのアルコール分解や脂肪代謝が活発になって胆汁も多く必要になります。そうすると、肝臓がフル稼働となり、胆にも影響が及んでしまいます。

また、**胆の働きが弱ると判断力が低下**して優柔不断になるなど、やる気や気力といった行動力の低下もあらわれます。**春先は**秋冬の**「陰の季節」から**春夏の**「陽の季節」へ**の大きな**変換地点**となるため、ただでさえ不安定になりがちな季節です。そのため、とくに胆に負担のかかる**脂っこいものやアルコール、甘いお菓子や食品添加物を控える**必要があります。

⑫ 肝からのサインが出るライン〈足《あし》厥《けつ》陰《いん》肝《かん》経《けい》〉

肝経が関係する臓腑器官：肝臓、胆のう、胃、肺

症状の傾向：腰痛、頭痛、目の充血、下半身のむくみや冷え、月経トラブル、排尿障害

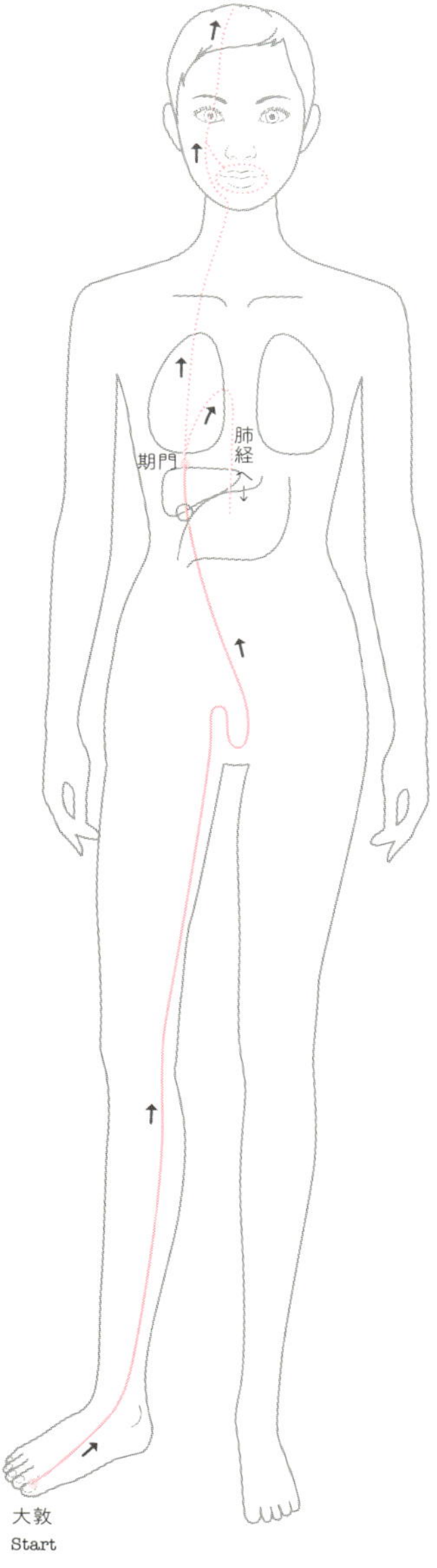

右図の見方：足の親指のツボ「大敦《だいとん》」から始まり、足の内側を上がって陰部近くを巡り、腹部を上がって、肝臓の前にあるツボ「期門《きもん》」から2つに分かれて体内に入り、1つは肺、のど、口の周り、目を巡って、頭頂部で督脈とつながります。もう1つは肺を通って中焦にいたって再び肺経へとつながります。

顔にあらわれるサイン：肝からのサインは眉間や目、左の頬骨のあたりにあらわれます。**眉間に縦ジワや赤みがあったり、目の充血、異様にまぶしく感じる、左の頬骨のあたりにシミ**がある、**おでこやこめかみに青筋**が目立つような時は肝に負担がかかっています。

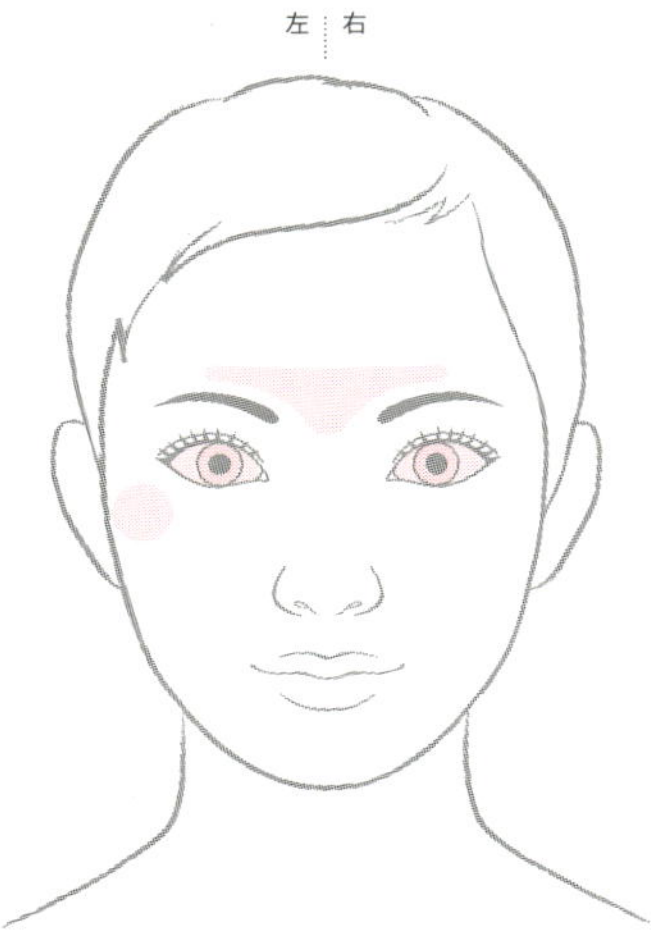

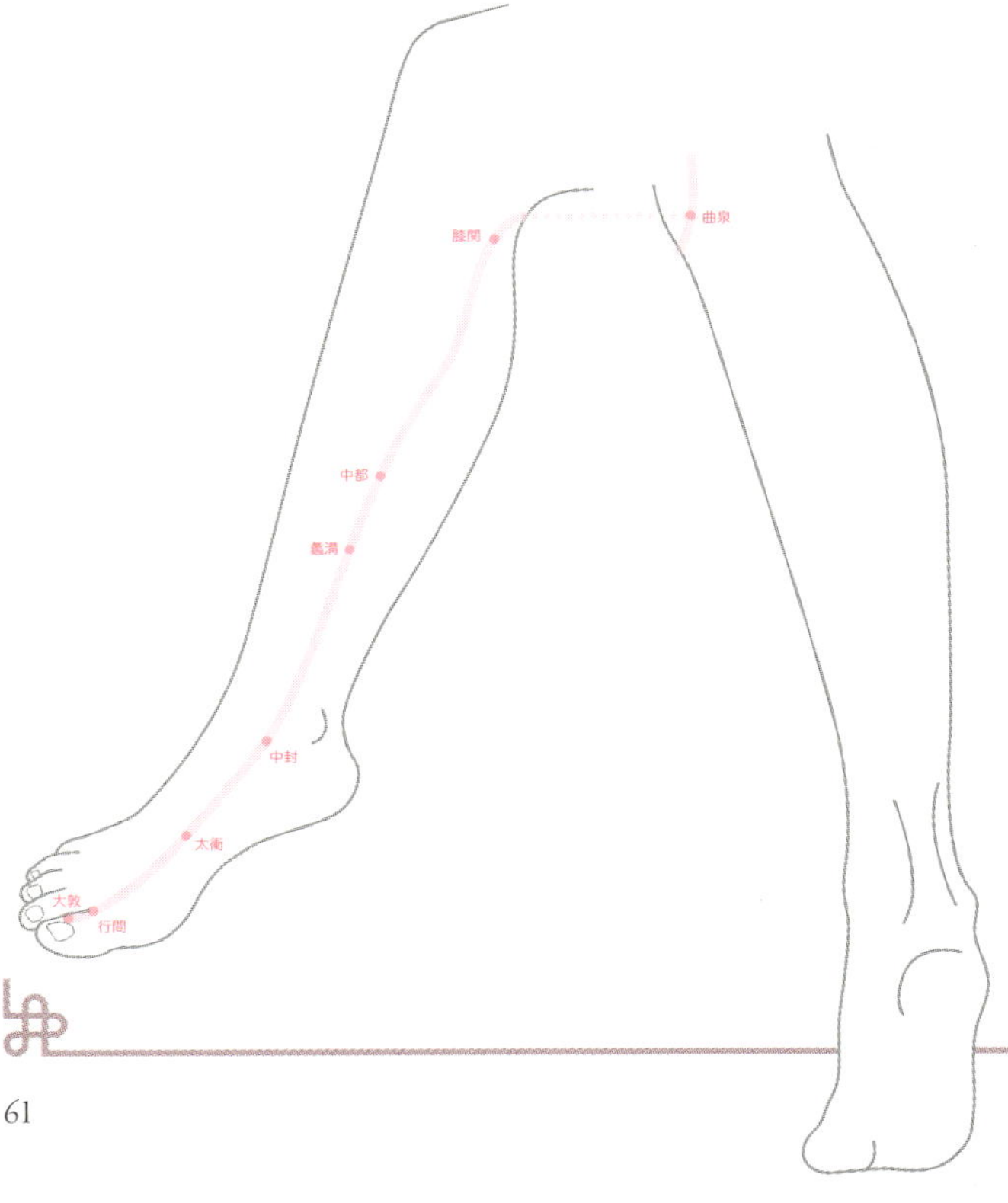

脚の見方：足の親指の甲側から足首を通って、ふくらはぎの内面から足の付け根へとのぼっていくライン上にホクロやシミがないかチェックしてみましょう。

肝の働き

肝には血液を貯蔵する働きと、**気の流れを調節する働き**があります。肝が健康であれば、気血の流れはスムーズになり、血液も必要な場所へと過不足なく届くようになります。また、**肝は自律神経の調節**もしています。自律神経とは、外部の環境（温度や湿度といった季節の変化に加えて人間関係など自分を取り巻く環境すべて）が変化しても、体の内部状態をある一定の範囲内で保つように調整するホメオスタシス（恒常性機能）を保つ上で重要な働きをします。また**ホルモン分泌**や**免疫の働きの調節**もしている大変重要な働きを担っています。自律神経には日中の活動時に優位になる交感神経と、夜の休息時に優位になる副交感神経の２つがあり、これらが状況に応じてシーソーのようにバランスを取ることで健康を保っています。肝が元気なら自律神経のバランスも良くなって全体的な体の機能が高まり、多少の変化にも適応できるようになります。また、**経絡では胆とつながって**おり、胆汁生成を促進して**脾胃の消化吸収を助ける**働きを担っています。

他に**感情のコントロール**もしているので、多少のストレスがあっても情緒が安定するように働いてくれます。

起こりやすい症状

肝が弱って血液を貯められなくなると、全身に血が行き届かなくなり体のあちこちで栄養不足が起こります。例えば、**筋肉に栄養が届かなければ筋力低下やこむらがえり**、**手足のしびれ**を引き起こします。また、**肝の状態は爪や目にもあらわれる**ので、**爪のツヤ**が失われ、割れやすくなったり、**視力低下**や**目の疲れ**、**かすみ目**や**目の乾き**などを感じるようになり、目の充血や痛みを引き起こすこともあります。

他にも、ストレスがあると過食に走ったり、逆に食事がのどを通らないことがあるように、**肝が弱ってストレスをコントロールできなくなる**と、**イライラ**と怒りやすくなったり、**気分が塞いで**無気力になってしまい食欲や消化活動にも影響が及びます。

さらに、女性の場合は**肝の作用で月経がコントロール**されているので、肝の機能が低下すると**月経が乱れ**て経血が不足したり、**十分に経血を排出できずに**過度な収縮が起こって痛みが出たりします。**不妊の問題も実は肝が鍵を握って**おり、受精卵が着床しやすい状態に整えるのも肝の仕事です。肝の機能が低下して、子宮に十分に栄養や熱が届かなければ妊娠はしにくくなります。この場合、精神的なストレスや緊張なども大いに関係してきます。

Column

望診の流れと、食養生へのつなげ方

望診は、顔や体にあらわれる症状を見て、内臓や心の状態を読み解く方法です。中でも、**顔面は全身を巡ってきた血液が集まり、病気の初期に症状が及ぶ消化器系の経絡が巡っている**ので、異変に気付きやすい場所です。

まず、**顔のどの位置にホクロやシミがあるか**確認し、その中でも**大きいもの、濃いもの**に注目します。もしそれが**小さい頃からあるならば、家系**から受け継がれたものと捉えます。これは人によって違うので、自分が調子を崩すとどの臓腑がいち早く悲鳴を上げるのかを把握することができます。いずれにせよ、**生涯かけて気をつけるべき臓腑**となるわけですが、自分の弱点を知るということは、自分にとって一番必要な養生法を見つける最短の方法になります。

弱りやすい臓腑に目星をつけたところで、**今度は手足の先を見て、どの指の延長線上にホクロやシミが多いかを観察**します。前ならえの状態で**手の甲から続く外側のライン上に出るものは「腑」からのサイン、手のひら側から腕の内側のライン上に出るものは「臓」からのサイン**です。

症状は「腑＝表」から始まり、症状が長引いてくると「臓＝裏」へと移行する性質があります。もし、**表に症状がないのに裏にサインが出た場合**は、**精神的ストレスや疲労、生活習慣や飲食の不摂生が原因**なので生活の見直しが必要となります。

次に、**ホクロやシミが左右どちらに多いかを観察**します。**左に集中**しているのなから、食材の中でも体を冷やしたり緩めたりする**甘いお菓子や果物、甘い味付け、油脂といった「陰性」のものが多いというサイン**です。それがたとえ他人にとって適量だとしても、体の表面にある皮膚には体内で処理しきれなかったものが排出されるので、今の運動量に対して多過ぎるということです。逆に**右の場合**は、体を温めて引き締める**肉や魚、濃い味付け**が多くなっています。ここまでわかれば、あとは摂り過ぎているものを減らしつつ、**弱っている臓腑を養う食養生**の方針は自ずと出来上がっていきます。

内臓別おすすめレシピ

＊OK&NG食材紹介

肺が弱っている人のための食材

OK食材

肺は適度に潤っていて温かい環境を好むので、レンコンや里芋、山芋などの白くて**粘りのあるもの**がオススメです。それらに水分をたっぷりと含ませて調理する**煮物**や**蒸し料理**でいただくと、**肺**だけでなく**大腸**や**肌**を**乾燥から守って**くれます。他にも、**ハチミツ、クレソン、ユリ根、イチジク、干し柿、みかん、りんご、しらす、豆腐**もオススメです。また、**肺は辛味によって養われる臓器**なので、**大根やカブ、ネギ、シソ**といった薬味が助けになります。

NG食材

肺は冷たくて乾燥している環境が苦手な臓器です。そのため、体から熱を奪ってしまう**冷たいもの**、または、**体の熱を冷まして水分を乾かす性質のある苦味を減らす必要**があります。**ビール、コーヒー、緑茶**などの嗜好品は習慣化している人も多いのですが、肌や髪、鼻やのどの**粘膜が乾燥**して風邪をひきやすかったり、喘息気味という人はとくに気をつけましょう。他にも、**パリッ、サクッとした食感のお煎餅、クッキー、ハード系のパン**などは、本来体内を潤すための**水分を**スポンジのように**奪い去って**しまうので、空気が冷たく乾燥する秋冬はとくに控えるのが賢明です。

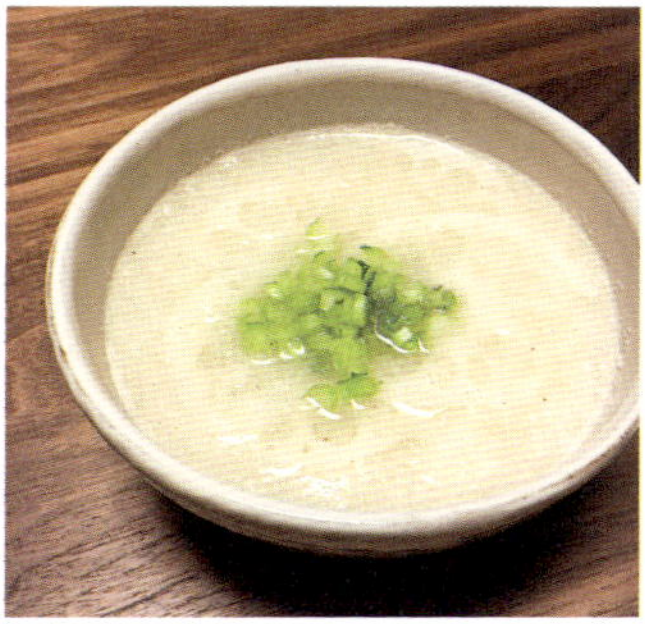

◆レンコンとカブのおろし汁

食材･分量:レンコン 60g／カブ 1/2 個／カブの葉･塩少々／だし汁 150㎖／塩小さじ 1/4 弱

❶レンコンとカブはすりおろす
❷鍋にだし汁と塩を入れて温め、①を入れてゆっくりとかき混ぜながら温める
❸器によそい、刻んで塩もみしたカブの葉を添える
※ 1 食分

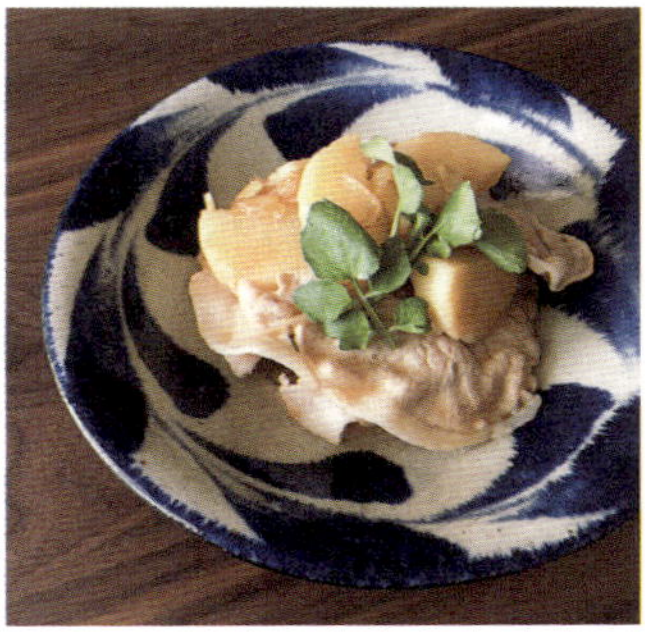

◆山芋の肉じゃが煮

食材・分量：山芋 100g ／豚肉 60g ／玉ねぎ 1/2 個／生姜スライス 2 枚／水 1/ 2 カップ／★醤油・みりん各大さじ 1/2 ／クレソン 1 枝／米油少々

❶山芋は 2 ㎝幅の半月切り、玉ねぎはくし切り、生姜は千切りにする
❷鍋に油を引いて①を炒めて、水を加えて煮込む
❸山芋が柔らかくなったら豚肉を加えて★で調味して一煮立ちさせ、刻んだクレソンを添える
※ 1 食分

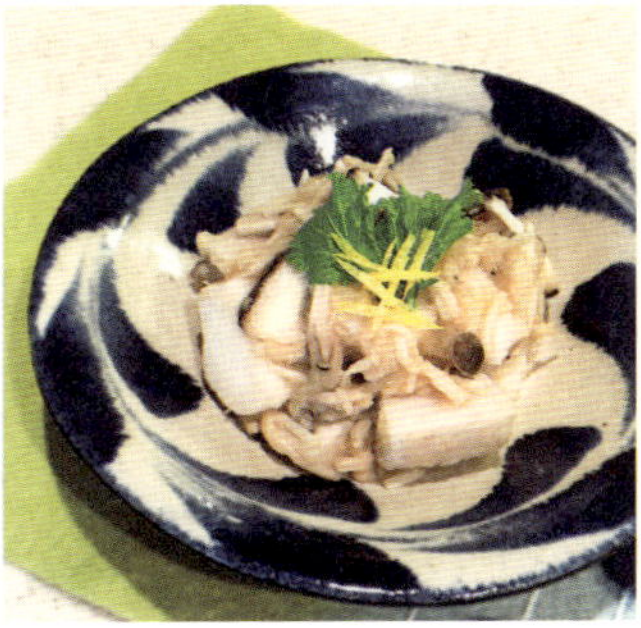

◆里芋のカブあんかけ

食材・分量：里芋 120g ／カブ 70g/ しめじ 20g ／水 50㎖／醤油・みりん各小さじ 1/2 ／葛粉小さじ 2 ／柚子皮少々

❶里芋は蒸して一口大に切る
❷しめじはほぐして、水を加えさっと炒める
❸カブをすりおろして汁ごと加え、醤油とみりん、同量の水で溶いた葛粉を加えて一煮立ちさせる
❹里芋を入れてよく和え、柚子皮を添える
※ 1 食分

大腸が弱っている人のための食材

OK食材

大腸も肺と同様で適度に温かく潤っている環境を好みます。腸に潤いを与える「潤腸《じゅんちょう》」の働きのある**ハチミツ、桃、もずく**、腸の働きをサポートする**ツルムラサキ、ザクロ、干し柿、鮭**などがオススメです。他にも、**通便作用のあるクルミ、ひよこ豆、黒ごま、白ごま、松の実、アロエ、えのき、オクラ、小松菜、ごぼう、しめじ、ぜんまい、タケノコ、フキノトウ、ほうれん草、マッシュルーム、レタス、アボカド、パイナップル、バナナ、ナマコ、ハモ、ごま油、こんにゃく、ふのり**等も意識して取り入れてみましょう。とくに**キノコ類や切り干し大根**は不溶性の食物繊維が便通を促し、腸内の有害物質を吸着して排出させるので、腸の働きそのものをサポートしてくれます。

NG食材

大腸も肺と同様で冷たく乾燥している環境が苦手です。**コーヒーや緑茶、ビールなどの苦味**は控え目にすると同時に、腸内環境を善玉菌優勢の状態に保つために、**精製された白砂糖**にも注意が必要です。白砂糖は悪玉菌を増やす一因とされ、東洋医学でも腸の蠕動運動を緩慢にして便秘を引き起こすと考えられています。とくに**アイスクリーム**は冷たくて甘味が強い上に、低価格なものには添加物も多いので注意が必要です。また、**添加物や小麦グルテン**の摂り過ぎは、腸の粘膜を損傷させ、本来なら体内に入れたくないものまで通してしまう「リーキーガット症候群」の原因にもなります。

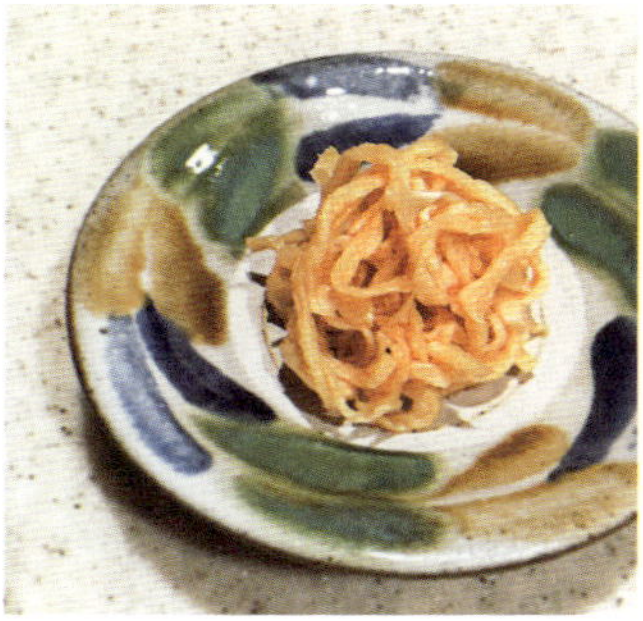

◆切り干し大根のハチミツナムル

食材・分量：切り干し大根 50g ／水 1/2 カップ／梅酢大さじ 1/2 ／醤油大さじ 1.5 ／ハチミツ大さじ１

❶切り干し大根は水でさっと洗い、水気を絞る
❷ジッパー付きの保存袋に全ての材料を入れ、よくなじませてから冷蔵庫で 30 分ほど漬け込む
※１週間保存可能。ニラや小松菜、三つ葉のお浸しと和えても OK　※５食分

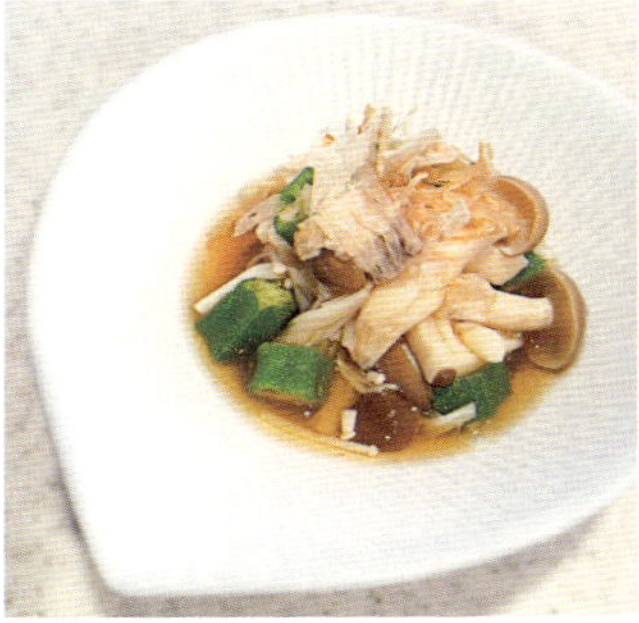

◆オクラときのこの梅酢マリネ

食材・分量：えのき・しめじ・エリンギ各 30g ／オクラ１袋／酒大さじ３／水大さじ２／塩・かつおぶし・生姜のすりおろし少々／★（梅酢小さじ２／醤油小さじ１）

❶きのこは手でさき、オクラは塩で板ずりしてさっと洗い流し、小口切りにする
❷鍋に①・酒・水を入れて一煮立ちしたら火を止める
❸★と生姜を加えて全体を和え、かつおぶしを添える
※豚しゃぶと和えても OK ※５食分

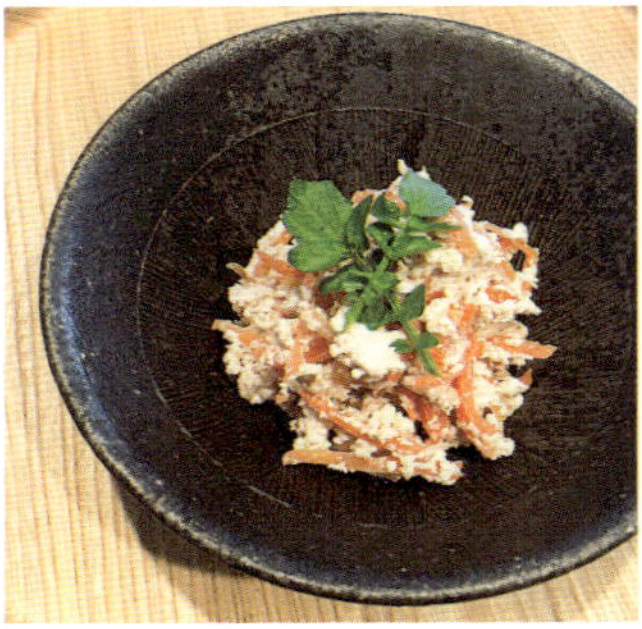

◆人参と干し柿の白和え

食材・分量：人参 140g ／豆腐 80g ／塩少々／クルミ４個／★（白ごまペースト小さじ２／味噌小さじ１／梅酢小さじ 1/2）／つきこんにゃく 30g ／水大さじ３／干し柿１個

❶鍋にこんにゃくと水を入れて炒める
❷人参を千切りにして塩でもみ、①に入れて弱火で火を通す
❸すり鉢でクルミをすり、豆腐と★を加えてすり混ぜる
❹③に②と刻んだ干し柿を和える　※５食分

胃が弱っている人のための食材

OK食材

胃は穀物や芋類、野菜などの「噛むほどに甘味を感じる」本来の甘味を好みます。とくにお米は日本人の食卓でも馴染みが深く、生命エネルギーを意味する「気」の古い漢字「氣」にも「米」が含まれるようにエネルギー源としても優れています。他に胃を健全に保つ食材として、**キャベツ、トマト、ニンニク、フキ、フキノトウ、よもぎ、苺、クランベリー、赤貝、カツオ、サバ、サンマ、ナマズ、梅干し**などが挙げられます。また、胃は適度に温まっていることでその働きを発揮できるので、もしお腹が冷える傾向のある人は、胃を温める**カブ、からし菜、アジ**もオススメです。

NG食材

胃は湿気を嫌う臓器です。そのため、体内に水を溜めやすい**白砂糖や甘過ぎる果物**には注意が必要です。また、**冷たいもの**は消化不良や食欲不振を引き起こしてしまうので、**胃腸が弱い傾向のある人は一年を通じて自分の体温より低いものは極力避けて**みましょう。とくに**スイカやメロン、マンゴー、バナナ**などの**甘みが強くて体を冷やす性質のある果物**は量と頻度を気をつけましょう。

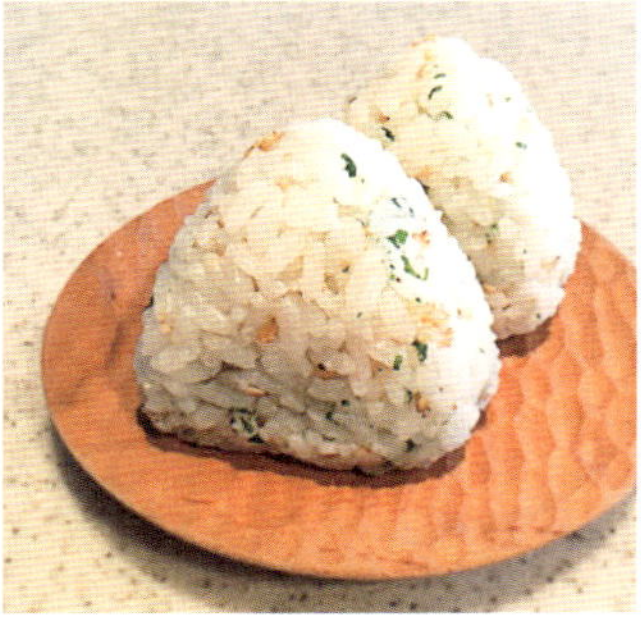

◆桜えびと青のりのおにぎり

食材・分量：ご飯 80 ～ 100g ／桜えび 1g ／青のり（よもぎ粉でも OK）小さじ 1/2 ／白ごま小さじ 1/4 ／梅酢少々

❶白ごまと桜えびは包丁で細かく刻む
❷炊いたご飯に①と青のりを入れてよく和え、梅酢を手水にしておにぎりを作る
※1食分。お好みで海苔で巻いても OK

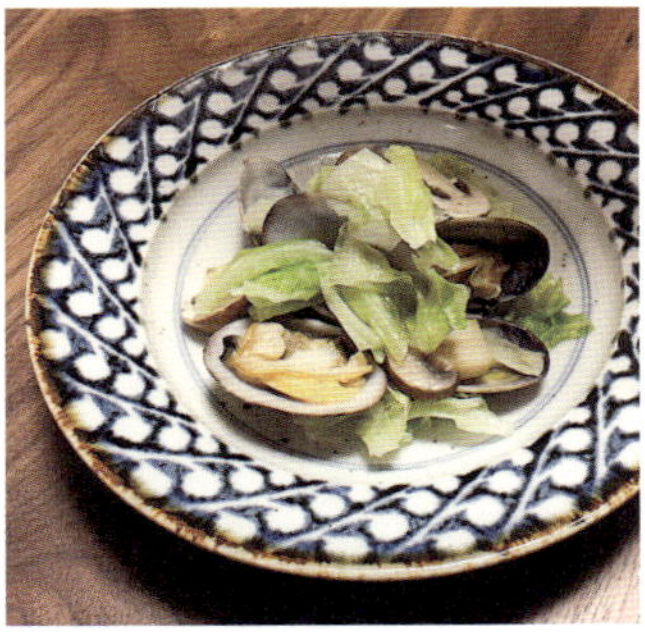

◆キャベツとあさりの蒸し煮

食材・分量：キャベツ 1/8 個／活あさり 150g ／ニンニク少々／マッシュルーム2個／酒大さじ 1 ／塩小さじ 1/8 ／レモン汁少々

❶あさりは砂抜きしておく。キャベツはざく切り、ニンニクはみじん切りにする
❷鍋にあさり・ニンニク・酒を入れ、あさりの上にキャベツとネギをのせたらフタをして蒸し煮にする
❸あさりの殻が開いたら器によそい、レモン汁をかける
※1食分

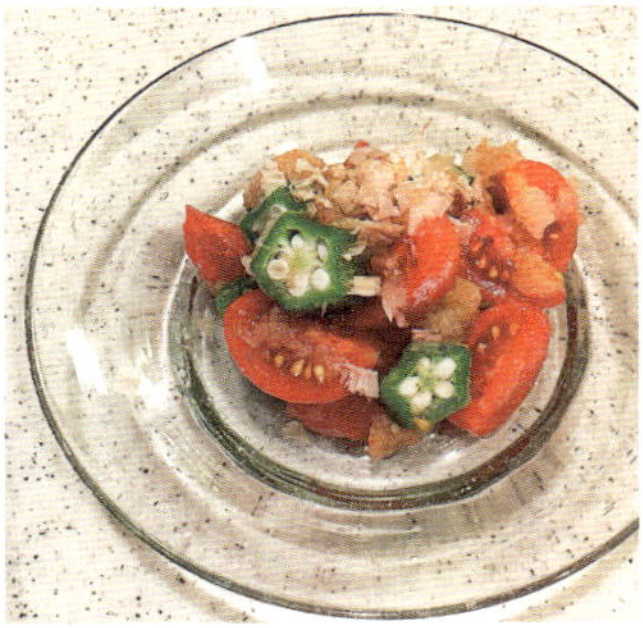

◆オクラとトマトのおろし和え

食材・分量：オクラ3本／ミニトマト3個／カブ1個／醤油・レモン各小さじ1／かつおぶし・塩適量

❶オクラは板ずりして塩茹でし、小口切りにする
❷カブはおろして軽く水気を切る
❸ミニトマトは湯むきして4等分のくし切りにする
❹全ての材料をざっくり和えて、醤油とレモンで調味する
※2食分

脾（消化器系）が弱っている人のための食材

OK食材

脾も胃と同様で、穀物や芋類、野菜などの本来の甘味を好みます。とくに脾を健全に保つ食材は多く、**あわ、ひえ、きび、もち麦、たかきび、黒米、ハトムギ、もち米、うるち米、人参、山芋、ひよこ豆、さつまいも、黒豆、大豆、栗、あさつき、エシャロット、オクラ、カリフラワー、小松菜、生姜、そら豆、チンゲン菜、とうもろこし、ナス、ニンニクの芽、長ネギ、白菜、ブロッコリー、ヤマブシタケ、レタス、レンコン、干し柿、りんご、イワシ、ウニ、真鯛、トビウオ、ハモ、フナ、ブリ、合鴨肉、牛肉、鴨肉、砂肝、卵黄**などが挙げられます。

NG食材

脾も湿気を嫌う臓器です。体内に水を溜めやすい**白砂糖**のほか、**スイカやメロン、マンゴー、バナナ**などの甘みが強くて体を冷やす性質のある果物は、量と頻度を気をつけましょう。もちろん、温度として冷たい**氷入りの飲み物**や、キーンと冷えた**ビール**も脾にテキメンに負担がかかるので避けましょう。また、脾が弱っている人は脂肪も代謝しにくくなるので、**揚げ物**や**炒め物**など油を多く使う料理は避けて、肉や魚も脂肪分の少ないものを選ぶようにしてみてください。

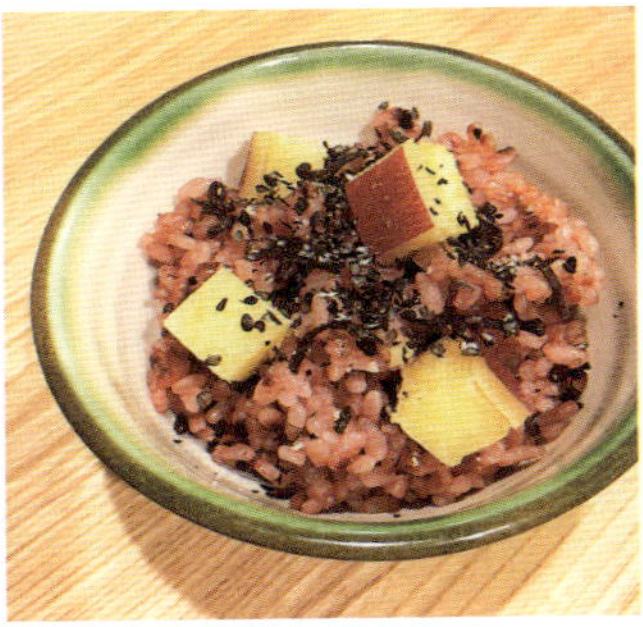

◆さつまいもご飯

食材・分量：米・水各２カップ／黒米大さじ１／さつまいも 150g ／酒大さじ１／塩小さじ 1/2 ／塩昆布・黒ごま適量

❶さつまいもを１㎝の角切りにして水にさらす
❷米をとぎ、30 分浸水させる
❸炊飯器に②と酒・塩・塩昆布を入れて上にさつまいもをのせて炊く
❹器によそい、軽く炒って半ずりにした黒ごまをかける
※５食分

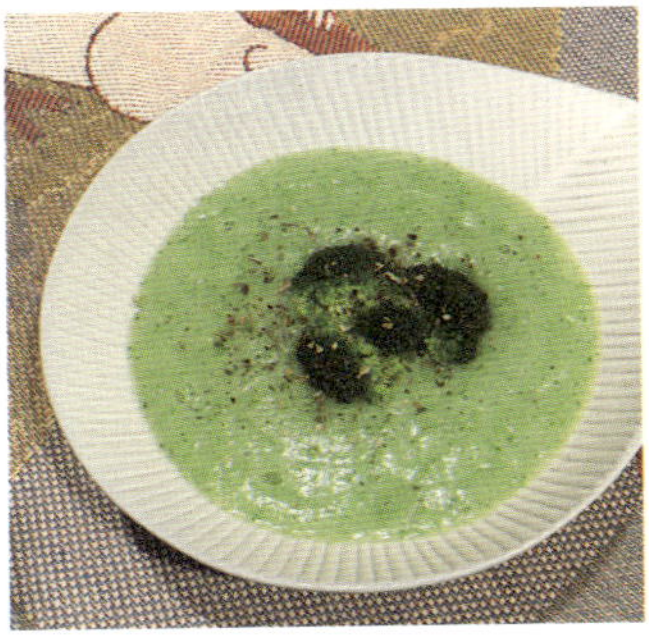

◆ブロッコリーのポタージュ

食材・分量：ブロッコリー 130g ／塩小さじ 1/4 ／玉ねぎ１個／山芋 60g ／えのき 30g ／切干し大根 7g ／米油小さじ１／水 500㎖／野菜ブイヨン１包

❶ブロッコリーは小房に、玉ねぎはみじん切り、えのきは３等分、山芋は半月切りにする
❷鍋に油をひいて①を炒め、切干し大根と水を加えて中弱火で 15 分煮る
❸②とブイヨンをミキサーにかける
※２食分

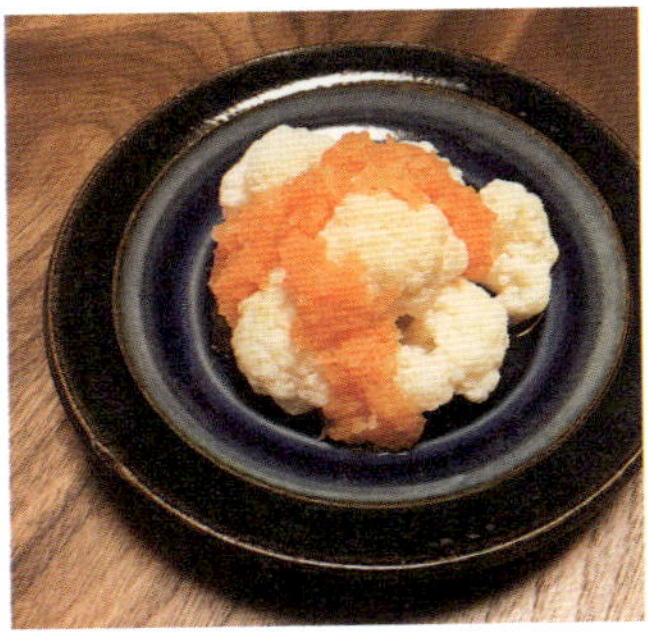

◆人参ドレッシング

食材・分量：人参・玉ねぎ各 50g ／甘酒大さじ２／梅酢大さじ１／レモン汁小さじ 1/2 ／カリフラワー 1/2 株／酢少々

❶人参・玉ねぎはすりおろし、鍋でさっと火を通して水気を半分ほど飛ばす
❷甘酒・梅酢・レモン汁で味を整える
❸カリフラワーは丸ごと酢を入れた熱湯ゆでで、ザルにあげて粗熱が取れたら小房に分ける
❹ドレッシングをかける
※４食分

心が弱っている人のための食材

OK食材

心は熱を持ちやすい臓器なので、過剰な熱を冷ます**トマト、キュウリ、ナス、ミョウガ、セリ、セロリ、アスパラガス、おかひじき、空芯菜、小松菜、ズッキーニ、ハトムギ、豆腐、かんぴょう、レンコン、柿、スイカ、メロン**のほか、**たらの芽やゴーヤ、魚の内臓**などの苦味のあるものを好みます。苦味は熱を冷まして心の高ぶりを鎮める作用があるので、沖縄などの暑い地域ではよく食されています。**ビール**も苦味のホップが原料なので暑さを和らげる助けになります。また、体内にこもった熱気や水分を発散させるものとして、**辛味のネギや生姜、シソ**などの薬味もオススメです。

NG食材

東洋医学では「心は血脈を主《つかさど》る」と言われ、血液が血管内をスムーズに運行するためのポンプのような働きをしています。そのため、血管のつまりの原因となる脂質や糖質の摂り過ぎには注意が必要です。また、体に熱をこもらせる**唐辛子やコショウなどのスパイス、生のニンニク、もち米、クルミ、栗、ニンニクの芽、えび、鮭、鶏肉、羊肉**などの温性や熱性の食べ物も、心の熱とぶつかり合ってしまうので、とくに熱い夏には控えたい食材です。

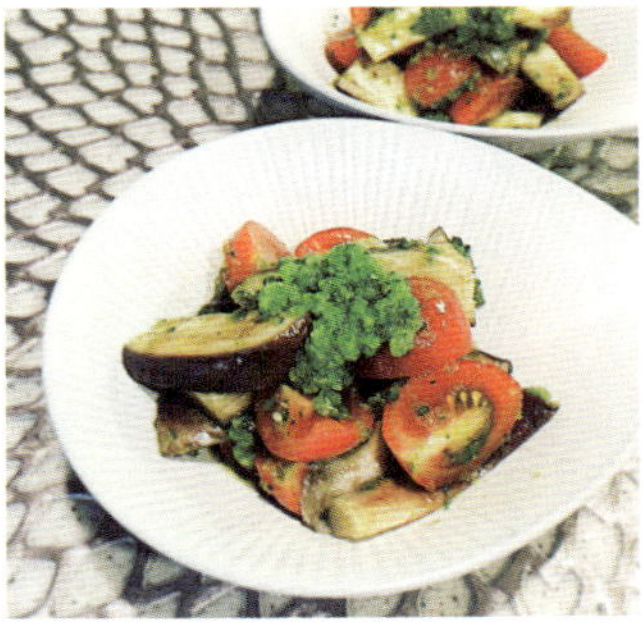

◆夏野菜の温サラダ キュウリドレッシング

食材・分量：ナス２本／水大さじ３＋塩少々／ミニトマト４個／キュウリ 1/2 本／★（醤油･レモン汁･ごま油各小さじ 1/2）

❶ナスは縦に薄くスライスして塩水でアク抜きし、水と塩を加えて蒸し煮する
❷トマトは湯むき、キュウリはすりおろす
❸ボウルに全ての材料を入れてよく和える
※４食分

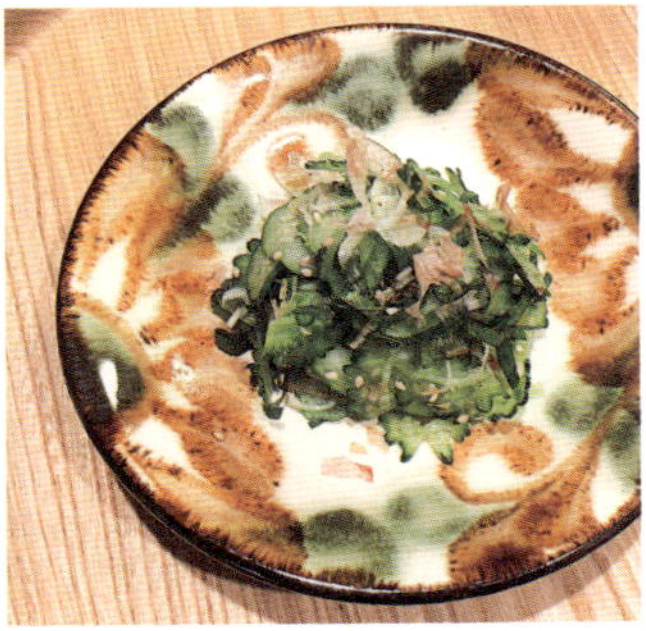

◆ゴーヤとミョウガの梅酢和え

食材・分量：ゴーヤ 1/4 本／キュウリ 1/2 本／シソ３枚／ミョウガ１個／塩小さじ 1/4 ／醤油・ごま油各小さじ 1/2 ／梅酢小さじ１／白ごま小さじ２／かつおぶし適量

❶ゴーヤは種とわたを取り除き、薄切りして塩ゆでに、キュウリも薄切りして塩もみし、ミョウガとシソは千切りにする
❷ごまをすり鉢ですり、水気を切ったゴーヤ・キュウリ・残りの材料も加えてよく和える
※２食分

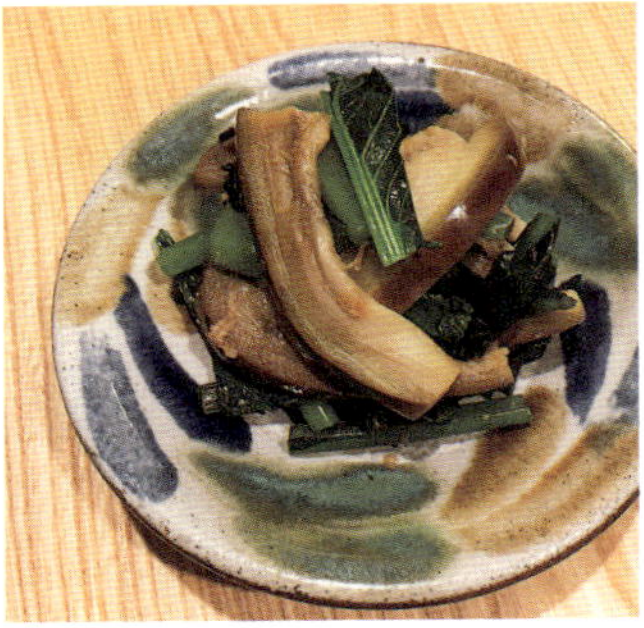

◆ナスと小松菜のナムル

食材・分量：ナス２本／小松菜２株／★（おろし生姜小さじ１／醤油・甘酒各大さじ１／ごま油小さじ１）／白ごま小さじ１／塩小さじ 1/4

❶ナスは縦に薄くスライスして塩水でアク抜きし、小松菜は３㎝長さに切る
❷鍋に①を敷き詰めて少量の水を加えて蒸し煮する
❸粗熱がとれたら水気をしぼる
❹ボウルで★を混ぜ合わせ、③を入れてよく和える
※２食分

小腸が弱っている人のための食材

OK食材

小腸の上皮細胞は代謝周期が短く、約2日で新しい細胞と入れ代わります。そのアグレッシブさは経絡でつながりのある心臓と性質が似ています。やはり心と同様、熱を持ちすぎるとその働きに影響してしまうので、過剰な熱を冷まして小腸を養生する**小豆、キュウリ、白瓜、あけび、鳥の砂肝、バター、塩**のほか、粘膜保護の働きのある**かぼちゃ、葉ネギ、海苔、ハモ、なめこ**もオススメです。また、東洋医学には「似類補類《にるいほるい》」と言って、似ているものはその臓器を補うという考え方があり、栄養吸収をしている小腸の場合は植物の根っこがそれにあたります。**大根、カブ、人参、ごぼう**の他、とろみ付けに使う**葛粉**も葛の根っこが原料なのでオススメです。

NG食材

体に熱をこもらせる**唐辛子やコショウなどのスパイス、生のニンニク、クルミ、栗、ニンニクの芽、えび、鮭、鶏肉、羊肉**などの温性や熱性の食べ物は控えたい食材です。他にも、**白砂糖、小麦グルテン、添加物**を多く含む加工食品は、腸壁を損傷する原因になりますので、胃腸が弱い人はとくに気をつけましょう。

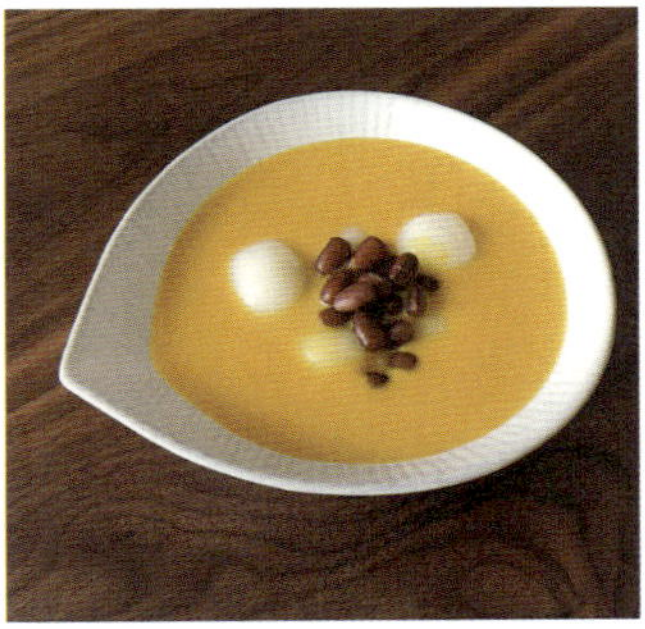

◆かぼちゃのおしるこ

食材・分量：：かぼちゃ 200g ／水１カップ／塩小さじ１／甘酒 1/4 カップ／豆乳大さじ２／★ゆで小豆（小豆大さじ２／水 150㎖／甘酒大さじ２）／☆団子（白玉粉 50g ／葛粉大さじ１／水適量）

❶かぼちゃは水・塩で柔らかく煮る
❷小豆も煮て甘酒で味を整える（★）
❸ボウルに☆を入れてよく混ぜ、だんごに丸めて熱湯で茹でる→冷水にとる
❹①と甘酒・豆乳をブレンダーにかけて白玉団子と小豆を添える
※２食分

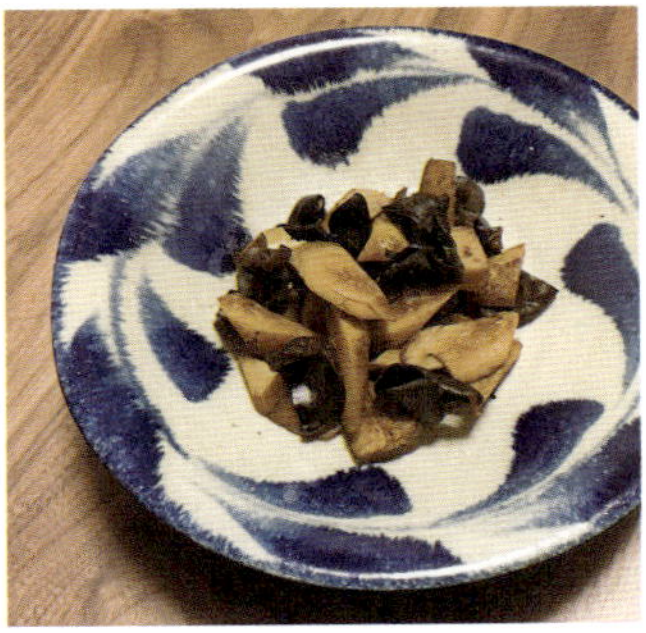

◆ごぼうと黒キクラゲのバルサミコ酢炒め

食材・分量：ごぼう 150g ／黒キクラゲ 3g ／醤油・バルサミコ酢・オリーブオイル各小さじ１／水 100ml ／塩小さじ 1/2

❶ごぼうは乱切りに、キクラゲは水で戻し粗く刻む
❷油を引いた鍋でごぼうを塩をふりながら炒める→水を加えて柔らかく煮る
❸キクラゲと醤油を加えて煮切る
❹粗熱が取れたらバルサミコ酢を加えてよく和える
※５食分

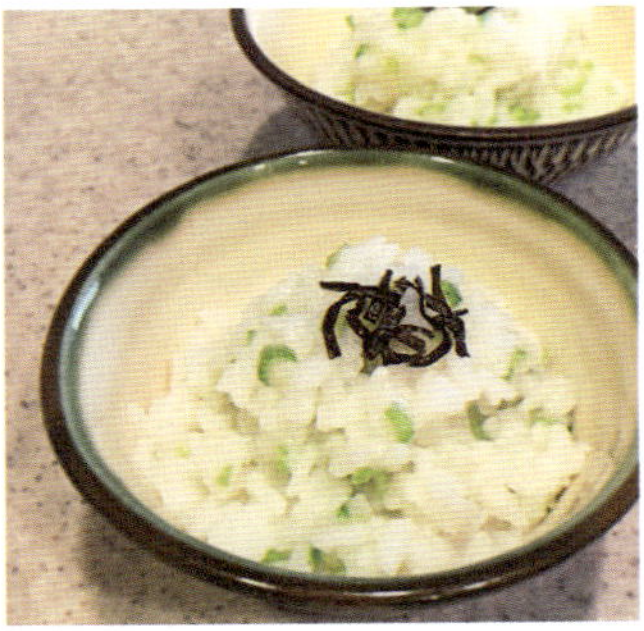

◆カブの葛がゆ

食材・分量：カブ 1/2 個／カブの葉 15g ／ご飯 150g ／水 100㎖／塩少々／葛粉小さじ１／塩昆布ひとつまみ

❶カブはすりおろし、葉は刻んで塩もみする
❷鍋にご飯と水を入れて火にかけ、お粥にする
❸ボウルに葛粉と倍量の水を溶いて回し入れ、一煮立ちさせる
❹①も加えてよく混ぜ、塩昆布を添える
※２食分

膀胱が弱っている人のための食材

OK食材

膀胱は尿を貯めておく臓腑なので、ある程度貯められるだけのキープ力が必要です。そのキープ力の要となるのが気の働きです。気が不足すると頻尿や尿もれを引き起こしてしまうので、その場合は気を補う**サツマイモ、かぼちゃ、ぎんなん、枝豆、さくらんぼ、ぶどう、穴子、イワシ、うなぎ、えび、カツオ、さざえ、タラ、フカヒレ、羊肉、豚肉、ウズラの卵、バター**などがオススメです。また、不要な水分を尿に変化させるのも気の働きです。他にも尿の出を良くするものとして、**ハトムギ、もち麦、あわ、緑豆、セリ、ナス、白菜、あけび、いちじく、キウイフルーツ、あわび、貝柱、黒鯛、鯉、しじみ、しらす、海苔**が挙げられます。

NG食材

寒いとトイレが近くなることから、冷たいもの、夏野菜のように体を冷やす涼性、寒性の性質のものは膀胱に負担をかけてしまいます。**キュウリ、おかひじき、空芯菜、クレソン、白瓜、冬瓜、ズッキーニ、ぜんまい、たけのこ、たらの芽、ツルムラサキ、トマト、ゴーヤ、ふきのとう、豆もやし、ミョウガ、かんぴょう、じゅんさい、セロリ、柿、梨、グレープフルーツ、スイカ、バナナ、メロン、かに、こんにゃく、豆腐、緑茶、コーヒー、ビール**などが挙げられます。

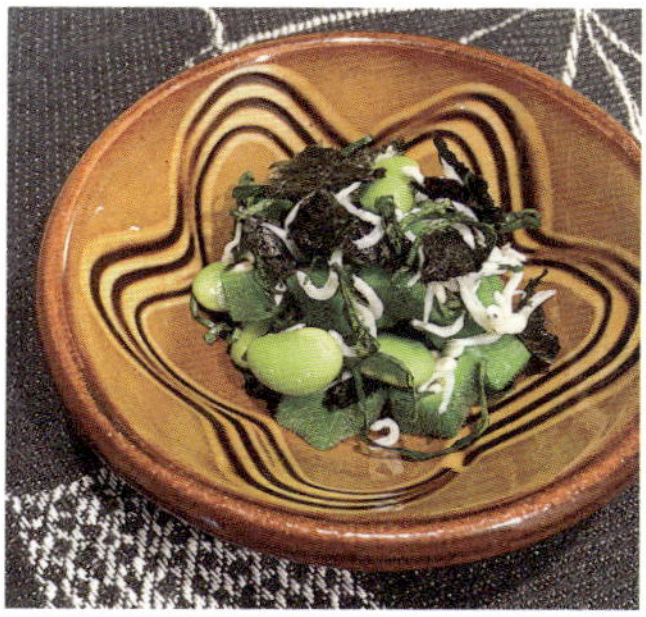

◆オクラと枝豆の海苔シソ和え

食材・分量：オクラ２本／枝豆殻付きで 30g ／海苔ハガキ大１枚／シソ１枚／しらす小さじ２／梅酢・醤油各小さじ 1/4

❶オクラと枝豆は茹でて、オクラは小口切り、枝豆はサヤから取り出す
❷ボウルに①と手でちぎった海苔、千切りにしてアク抜きしたシソ、しらすを入れて、梅酢と醤油を加えたら全体をよく和える
※２食分

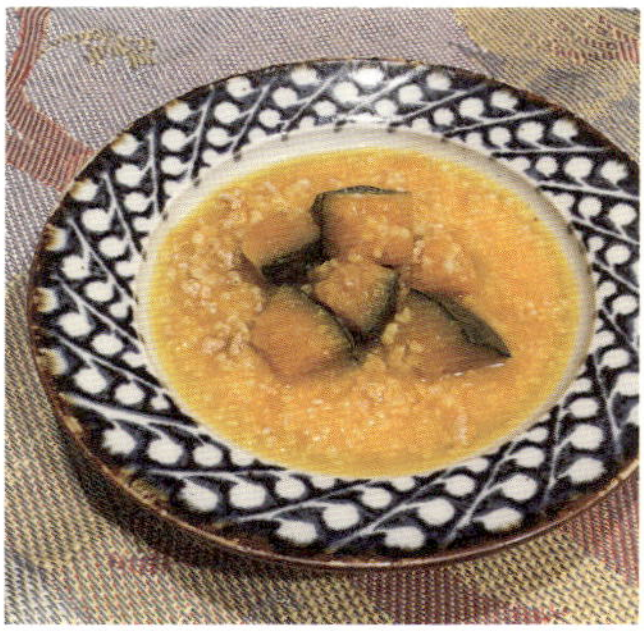

◆かぼちゃの雑穀そぼろ煮生姜風味

食材・分量：かぼちゃ160g ／豚ひき肉 50g ／生姜 20g ／もちあわ大さじ２／酒大さじ１／醤油小さじ１／水１カップ／塩小さじ 1/4 ／米油少々

❶かぼちゃは一口大、生姜はみじん切りにする
❷鍋に油を引いて生姜・豚肉を炒める
❸かぼちゃ・酒・水・もちあわ（洗ってから）も加えて、かぼちゃが柔らかくなるまで煮る
❹塩と醤油で味を整える
※３食分

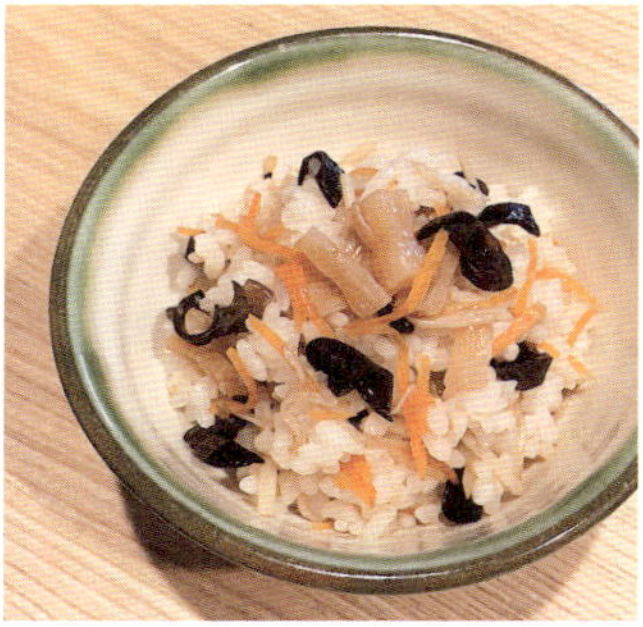

◆貝柱と生姜の炊き込みご飯

食材・分量：米・水各２カップ／もち麦大さじ２／干し貝柱３個／黒キクラゲ 2g ／えのき 30g ／生姜 20g ／人参 40g ／三つ葉適量／酒大さじ１／みりん小さじ１／塩小さじ 1/4 強

❶米をとぎ 30 分浸す→貝柱も加えて一緒に戻す
❷えのきは２㎝長さ、生姜と人参はみじん切りにする
❸鍋に②と大さじ３の水を加えて煮切る
❹炊飯器に三つ葉以外の材料を全て入れて炊く
※５食分

腎が弱っている人のための食材

OK食材

腎は寒さが苦手な臓器なので、体を温める作用のある温性の**ニラ、黄ニラ、よもぎ、ウド、栗、クルミ、マッシュルーム、さくらんぼ、ざくろ、赤貝、あじ、穴子、イワシ、えび、黒鯛、ナマコ、ふぐ、ブリ、ムール貝、鶏レバー、羊肉、八角、味噌**などの食材がオススメです。他にも、地中深くに根を張り、人の下半身と似ている根菜類の**ごぼうや人参、山芋、レンコン、カブ、そしてネギ**なども骨盤周りを温めてくれるので腎の養生になります。

NG食材

膀胱と同様に、体を冷やす涼性、寒性の性質の**キュウリ、おかひじき、空芯菜、クレソン、白瓜、冬瓜、ズッキーニ、ぜんまい、たけのこ、たらの芽、ツルムラサキ、トマト、ゴーヤ、ふきのとう、豆もやし、ミョウガ、かんぴょう、じゅんさい、セロリ、柿、梨、グレープフルーツ、スイカ、バナナ、メロン、かに、こんにゃく、豆腐、緑茶、コーヒー、ビール**などは避けたい食材です。とくに緑茶やコーヒー、ビールなどは季節問わず、習慣として飲んでいる人も多いので注意が必要です。

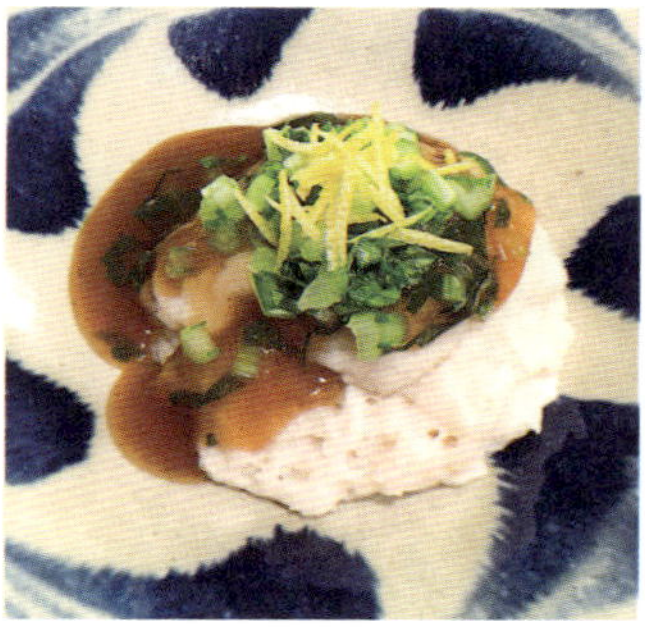

◆柚子風味かぶら蒸し

食材・分量：カブ１個／山芋 100g ／そば粉大さじ１／塩少々／★醤油・みりん・酒各小さじ１／葛粉大さじ１／昆布だし汁 50mℓ／ニラ１本／柚子皮少々

❶山芋とカブをすりおろし、そば粉と塩を加えて混ぜ、器に入れて蒸し器で８分蒸す
❷鍋に刻んだニラ・★・だし汁を入れて一煮立ちさせる
❸倍量の水で溶いた葛粉を加え、とろみを付ける
❹③のあんをかけ、刻んだ柚子皮を添える
※１食分

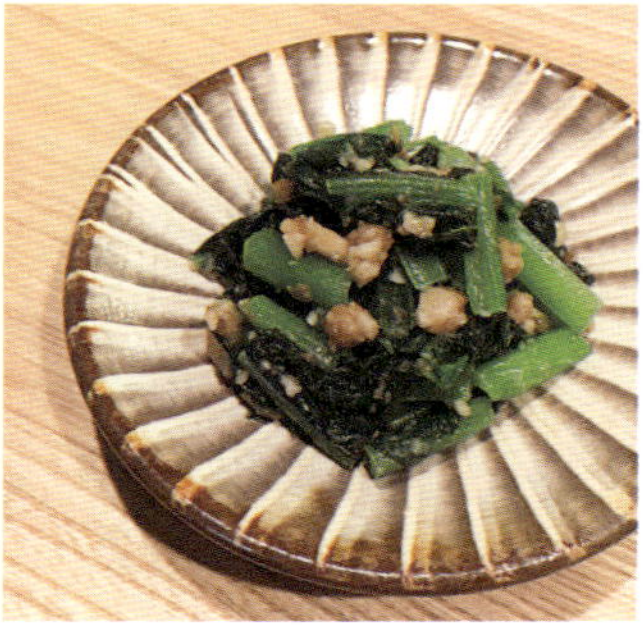

◆小松菜のクルミ味噌和え

食材・分量：小松菜３束／クルミ 10g ／蜂蜜小さじ１／味噌 5g

❶小松菜は塩ゆでして４㎝長さに切る
❷クルミはさっと炒ってすり鉢で粗く砕き、味噌と蜂蜜も加えてよくすり混ぜる
❸①と②をよく和える
※１食分

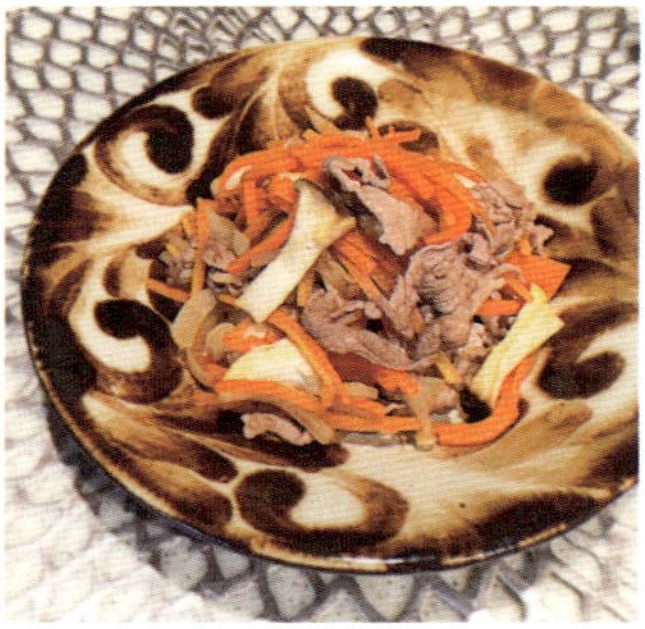

◆ラム肉と人参のバルサミコ酢炒め

食材・分量：羊肉・人参各 80g/ エリンギ 40g ／玉ねぎ 1/4 個／米油・塩少々／醤油・バルサミコ酢各小さじ 1/2

❶人参は千切りに、玉ねぎは放射線状に回し切りに、エリンギは手でさく
❷油を引いた鍋で塩を振り入れながら人参と玉ねぎを炒め、羊肉とエリンギも加えて炒める
❸醤油とバルサミコ酢で味を整える
※１食分

心包が弱っている人のための食材

OK食材

心包は、心と同様に血液循環に関与し、血圧の安定や精神を落ち着かせる働きをしているので、血液がスムーズに流れるためにドロドロ血を解消させる**菜の花、パセリ、ふき、三つ葉、レンコン、クランベリー、グレープフルーツ、サフラン、酢**の他、血液循環を促す**ニラ、黒豆、納豆、カカオ、栗、オクラ、菊花、クレソン、玉ねぎ、チンゲン菜、ツルムラサキ、ナス、ミョウガ、レタス、プルーン、ブルーベリー、イワシ、甘酒、酒、ハイビスカス**などがオススメです。また、精神安定のための食材として、**アーモンド、ユリ根、あん肝、紅茶、コーヒー、ジャスミンティー、緑茶、白ワイン、赤ワイン**なども挙げられます。

NG食材

心包の働きに負担をかけるのも心と同様で、血管のつまりの原因となる脂質や糖質の摂り過ぎには注意が必要です。また、体に熱をこもらせる**唐辛子やコショウなどのスパイス、生のニンニク、もち米、クルミ、栗、ニンニクの芽、えび、鮭、鶏肉、羊肉**などの温性や熱性の食べ物も、心の熱とぶつかり合ってしまうので、とくに熱い夏には控えたい食材です。

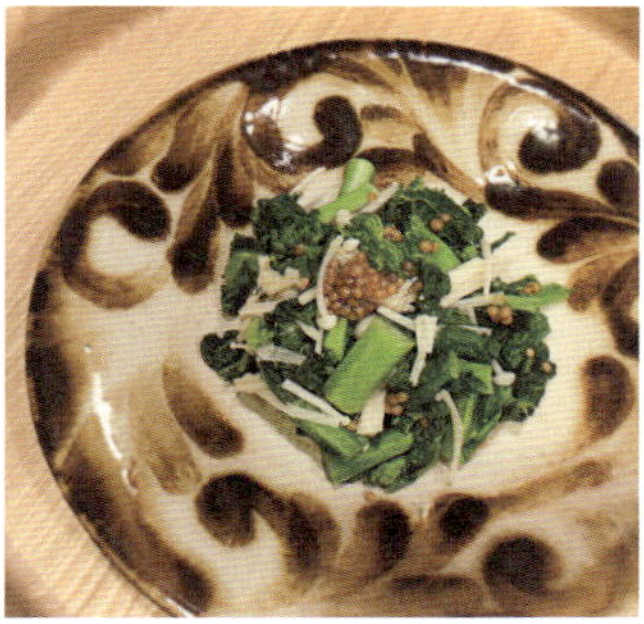

◆菜の花とえのきのマスタード和え

食材・分量：菜の花 60g／えのき 20g／水大さじ2／塩少々／粒マスタード小さじ１／醤油小さじ1/2

❶菜の花とえのきは食べやすい大きさに切り、鍋に入れて、水と塩を加えて中弱火でさっと火を通す

❷醤油とマスタードで味を整える

※１食分

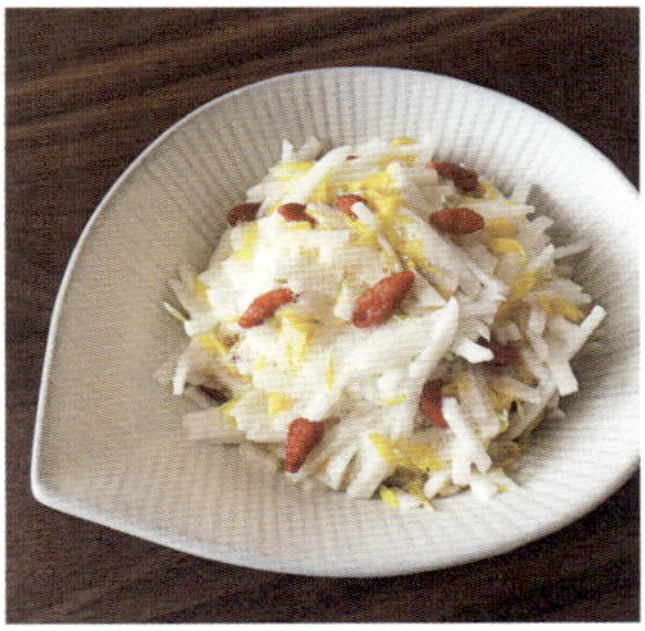

◆菊花と山芋の梅酢和え

食材・分量：山芋 50g／クコの実 10 粒／菊花４～５輪／酢小さじ２／塩ひとつまみ／梅酢小さじ１

❶山芋は千切りにして、菊花は酢と塩を入れた熱湯で２分湯がき、ザルにあげる

❷クコの実は少量の水で戻しておく

❸ボウルに山芋を入れて、菊花をほぐして全体をあわせ、梅酢を加えて和える

❹クコの実を添える

※２食分

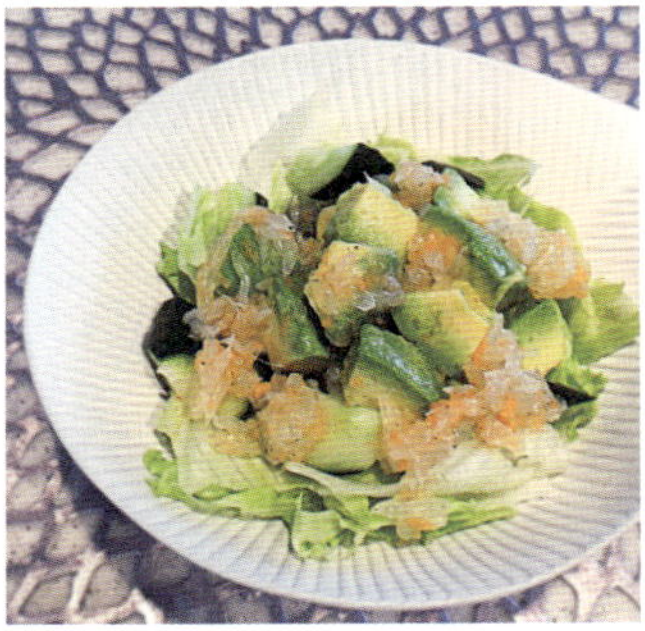

◆レタスとアボカドのグレフルサラダ

食材・分量：レタス２枚／アボカド 1/2 個／キュウリ 1/2 本／人参すりおろし小さじ１／グレープフルーツ果汁＋果肉で 50g／レモン汁小さじ１／ハーブ塩少々

❶グレープフルーツは実と果汁を分ける

❷レタスはちぎり、キュウリは乱切り、アボカドは一口大に切って半量のレモン汁と和える

❸①のボウルに人参・ハーブ塩・残りのレモン汁を入れて味を整え、野菜にかける

※１食分

三焦が弱っている人のための食材

OK食材

三焦は実体のない臓腑でありながら、全身の気の循環と水分代謝に関与しています。そのため、気を巡らす**柚子、米麹、玉ねぎ、ピーマン、かぼす、きんかん、グレープフルーツ、すだち、みかん、カジキマグロ、鮭、ジャスミン、白ワイン、赤ワイン、八角**はその働きを助けます。また、水分代謝を促す**小豆、ハトムギ、ウド、枝豆、キャベツ、空芯菜、セロリ、そら豆、ニンニクの芽、松茸、豆もやし、かんぴょう、よもぎ、レタス、わらび、きんかん、さくらんぼ、うなぎ、かに、しじみ、ふぐ**もオススメです。

NG食材

三焦の働きである気の循環と水分代謝に負担をかけるものとして、**極端に甘いもの**、もしくは**塩辛いもの**は水分代謝が滞る原因となるので避けたほうが良いでしょう。また、**氷入りの飲み物**や**アイスクリーム**などの冷たい飲食物も、代謝を下げる原因となります。

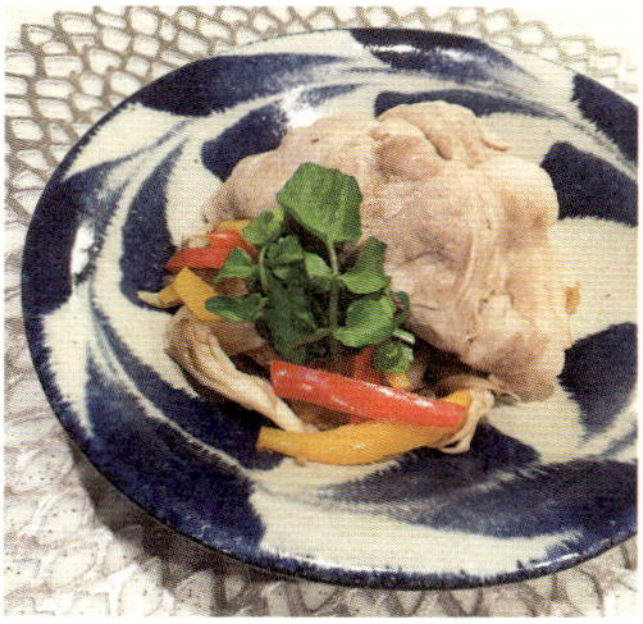

◆豚肉とかんぴょうの煮物

食材・分量：ピーマン２個／かんぴょう 10g ／水 100㎖／えのき 30g ／豚肉 100g ／生姜１かけ／玉ねぎ 1/2 個／★（醤油小さじ２／塩・バルサミコ酢各小さじ 1/4）

❶かんぴょうは３㎝長さに切り、水を入れた鍋で 15 分煮て戻す
❷ピーマンは細切り、えのきは３等分、生姜は千切り、玉ねぎはすりおろし、肉は食べやすい大きさに切る
❸①の鍋に②を加えてさっと炒める
❹★で味を整える
※２食分

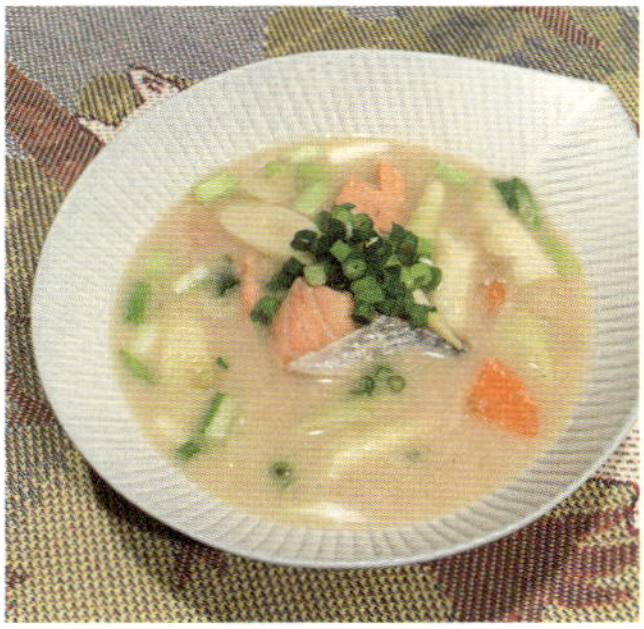

◆重ね煮粕汁

食材・分量：鮭の切り身 60g ／人参 50g ／大根 100g ／えのき 30g ／水 300㎖／水煮竹の子 40g ／長ネギ 1/3 本／味噌 20g ／酒粕 40g ／塩少々

❶鮭は４等分、人参・大根はイチョウ切り、えのきは３等分、竹の子・ネギは斜め切りにする
❷鍋底に塩を振り、えのき・竹の子・大根・人参・鮭の順に重ね、再び塩を振り、水を加えて弱火で 30 分煮る
❸味噌と酒粕を溶き入れ、ネギを加える
※２食分

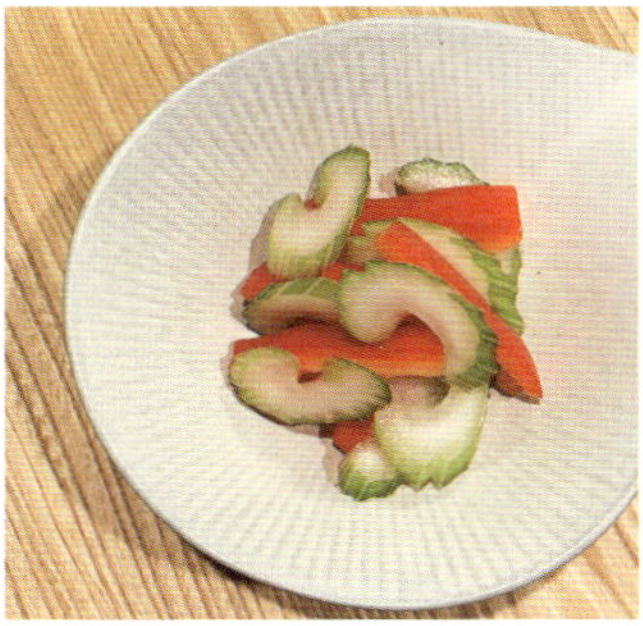

◆セロリとパプリカの柚子マリネ

食材・分量：セロリ１本／パプリカ 1/2 個／柚子果汁小さじ 1/4 ／甘酒小さじ２／塩小さじ 1/8

❶セロリはスジを取って５㎜幅の斜め切りにする
❷パプリカも５㎜幅に切る
❸ボウルに①②と塩を入れてよくもみ、甘酒・柚子果汁を加えて和える
❹ジッパー付きの保存袋に入れて密閉し、冷蔵庫で１時間以上漬け込む
※３食分

胆が弱っている人のための食材

OK食材

胆汁を貯蔵・分泌している臓腑なので、胆汁の排出を円滑にさせる**アボカドやとうもろこし、とうもろこしのひげ**がオススメです。他にも、胆汁は脂肪分解には欠かせない物質なので、肉や魚介類も脂肪の少ない**カニ、イカ、えび、あさり、はまぐり、しじみ、カツオ、タコ、トビウオ、ササミ、ヒレ、赤身肉**などを選びましょう。また、油の毒消しになる**カブ、大根、トマト、レモン、切り干し大根**も助けになります。

NG食材

脂肪を摂り過ぎると胆汁の中でコレステロールが固まって結晶化してしまい、胆石を作りやすくなります。それが胆のうに溜まることで腹痛や発熱などの症状を引き起こしてしまうため、**脂肪の多い飲食物**は避ける必要があります。

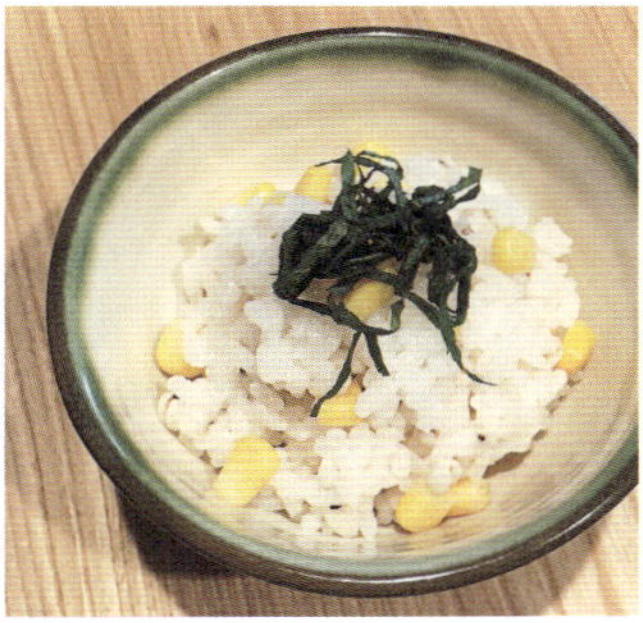

◆ とうもろこしとハトムギのご飯

食材・分量：米・水各１カップ／とうもろこし 1/2 本（ひげも）／ハトムギ大さじ１／塩小さじ 1/4 ／シソ適量

❶米をといでハトムギと一緒に 30 分浸水させる
❷とうもろこしは包丁で実をそぎ落とし（芯もとっておく）ひげも刻む
❸炊飯器にシソ以外の全ての材料を入れて炊く
❹芯を取り出して千切りのシソを散らし、全体を混ぜ合わせる
※３食分

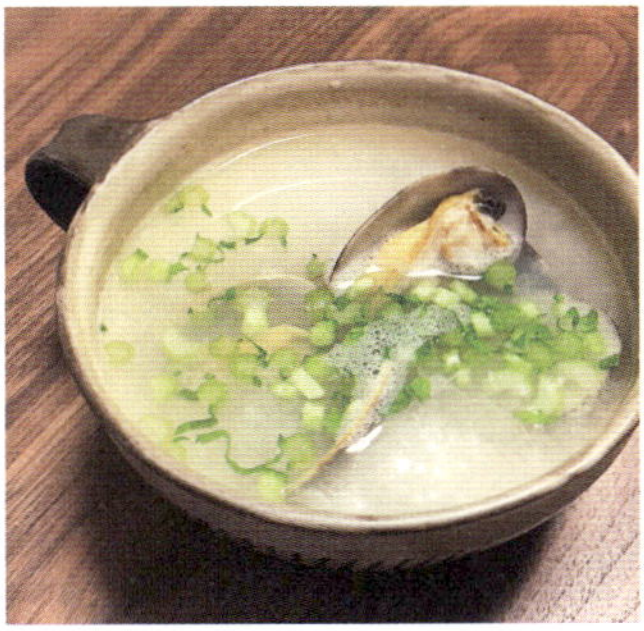

◆ あさりとカブのスープ

食材・分量：あさり５個／カブ（葉も）１個／日本酒大さじ１／水 150㎖／塩小さじ 1/4 ／醤油小さじ 1/2 弱

❶あさりは砂抜きする
❷カブをすりおろし、葉は刻んで塩でもむ
❸鍋にあさりと酒を入れてフタをし、酒蒸しにする→口が開いたらカブと水を加えて一煮立ちさせる
❹アクを取り除き、塩・醤油で調味し、カブの葉を添える
※１食分

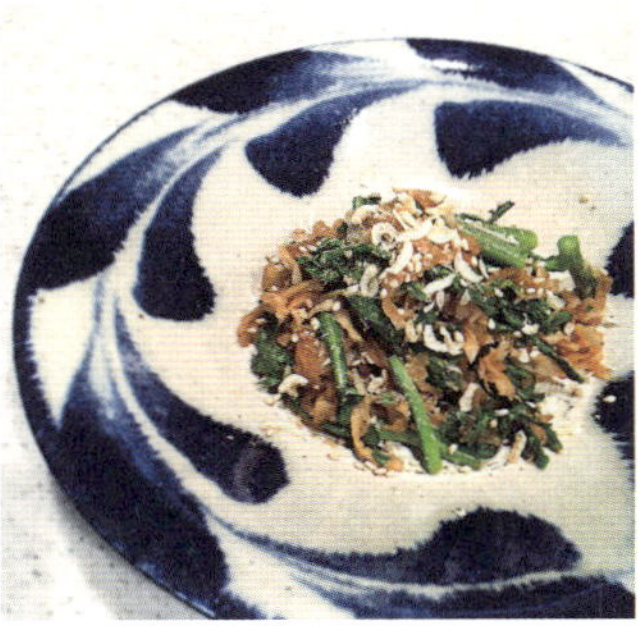

◆ 春菊と切り干し大根の温サラダ

食材・分量：春菊 20g/ 切り干し大根 10g ／桜エビ・白ごま各 1g/ 水 50㎖／塩少々／★（レモン汁・醤油・ごま油少々）

❶鍋にさっと洗って食べやすく刻んだ切り干し大根と水を加えて３分煮る
❷刻んだ春菊を加えて塩を振り入れながら色よく炒め、水気を飛ばす
❸粗熱が取れたらボウルに入れて★と粗く刻んだ桜エビと白ごまで和える
※１食分

肝が弱っている人のための食材

OK食材

肝の主な働きは血液の貯蔵なので、血を補う**人参**、**アーモンド**、**黒豆**、**松の実**、**黒キクラゲ**、**パセリ**、**ほうれん草**、**よもぎ**、**レタス**、**プルーン**、**桃**、**赤貝**、**あさり**、**穴子**、**あわび**、**イカ**、**うなぎ**、**牡蠣**、**しじみ**、**タコ**、**タラ**、**ひじき**、**ブリ**、**マグロ**、**レバー（鶏・豚・牛）**、**卵黄**、**バター**などがオススメです。また、気の流れを調節する働きもあるので、とくに上半身に滞りがちな気を降ろす**ニラ**、**そば**、**えごま**、**あさつき**、**カブ**、**大根**、**白菜**、**パセリ**、**ラディッシュ**、**グレープフルーツ**、**びわ**、**馬肉**、**和山椒**、**味噌**も助けになります。

NG食材

現代医学的な肝臓の主な働きとしては、消化管で消化吸収された栄養素の代謝と貯蔵、飲食物と一緒に入ってきた食品添加物や農薬、薬品、細菌などの解毒、そして胆汁生成です。代謝が追いつかないほどの過食や、外食、飲酒が続くと負担がかかります。とくに**甘いスイーツや揚げ物**、**アルコール**は控えめにしましょう。

肝臓の働き

物質の代謝	肝臓には、消化管で消化・吸収された食べ物が運ばれ、何百種類もの酵素が働いて、取り込んだ栄養素を代謝（分解や再合成）しています。代謝された栄養素は血液の中に放出されたり、肝臓に蓄えられたりします。 例えば、ブドウ糖の一部はグリコーゲンという形で肝臓に蓄えられていて、必要な時にブドウ糖として血液中に放出されます。体の中で重要な働きをするタンパク質のアルブミンや出血を止める凝固因子も肝臓で作られ、血液中に放出されています。
解毒	肝臓には門脈を通して栄養素だけでなく、食品添加物や薬物、細菌なども流れ込みます。肝臓はこれらを分解して無毒化する働きもしています。これを解毒といいます。
胆汁の生成	肝臓は脂肪の消化・吸収を助ける働きのある胆汁も生成しています。肝臓で生成された胆汁は、胆管に分泌され、胆のうにたまって濃縮されて、十二指腸で膵液とともに脂肪の分解を助けています。

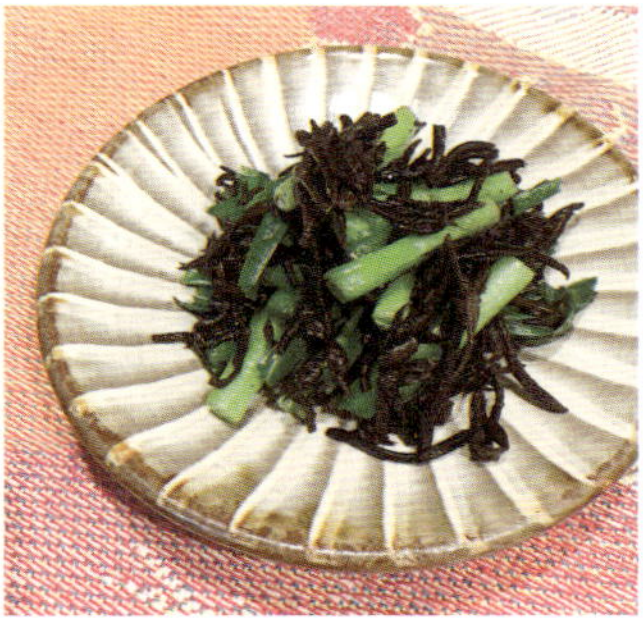

◆芽ひじきとニラの醤油漬け

食材・分量：芽ひじき 3g/ 水大さじ 2／ニラ 50g／オリーブオイル小さじ 1/2／醤油小さじ 1／ハーブソルト小さじ 1/4

❶芽ひじきは水で戻して水気を切り、分量の水を加えて鍋で 5 分煮る
❷ニラはさっと塩ゆでして 3 ㎝長さに切る
❸ボウルに醤油とオリーブオイルを混ぜ合わせ、①と②をよく和える
❹ハーブソルトで味を整える
※ 3 食分

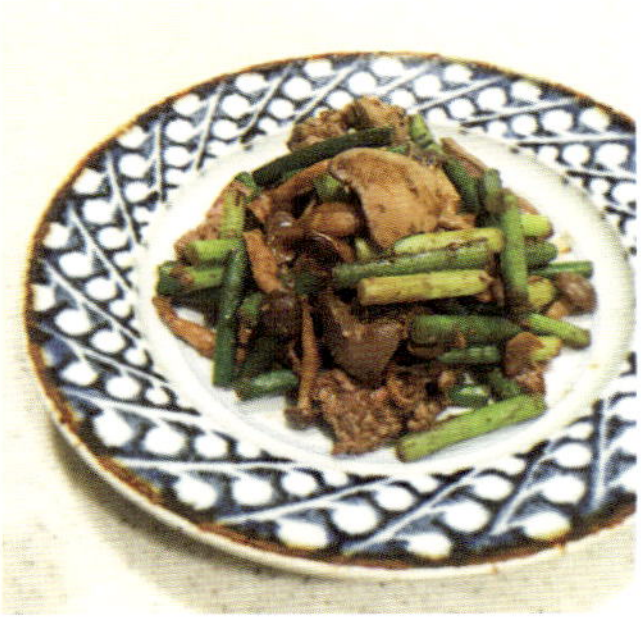

◆レバーのスパイス炒め

食材・分量：レバー 120g ／しめじ 30g ／ニンニクの芽 4～5 本／米油・塩少々／★（酒・千切り生姜各大さじ 1 ／醤油小さじ 1 ／カレー粉小さじ 1/2）

❶レバーは筋を取って一口大に切り、濃い塩水に 15 分漬ける→熱湯にレバーを入れて火を止め、20 分放置する
❷ボウルで①と★をなじませる
❸鍋に油を引いて、ニンニクの芽としめじを炒め、②を漬け汁ごと加えてよく炒め合わせる
※ 2 食分

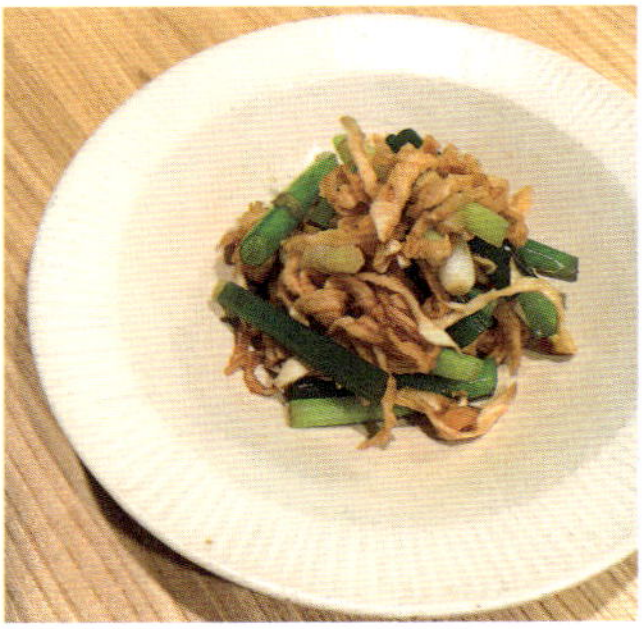

◆切り干し大根とあさつきのナムル

食材・分量：切り干し大根 10g ／あさつき 50g ／醤油小さじ 2 ／ごま油 小さじ 1/2 ／梅酢小さじ 1 ／だし汁大さじ 2 ／白ごま小さじ 1

❶あさつきは 10 秒塩ゆでして、すぐザルにとって冷ます→食べやすく切る
❷ボウルに切り干し大根とだし汁を入れて柔らかく戻す
❸ごまはすり鉢で半ずりにする
❹ボウルで全ての材料を混ぜ合わせ、10 分ほど味をなじませる
※ 3 食分

渡邉 由（Yuu Watanabe）

望診カウンセラー、漢方スタイリスト、望診法指導士マスター。

薬膳をベースにひとりひとりの体質に合った食事の処方箋を提案する望診カウンセラーとして活動する他、東京・大阪・福岡など全国各地で「ホリスティック望診法」や「インナービューティー食養生」など、健やかに生きるための知恵を伝える講師としても活躍。

著書に『顔診断で不調を治す・防ぐ』（産業編集センター）がある。

ホクロとシミでわかる内臓不調

2018年11月14日　第一刷発行

著 者　　渡邉 由

協 力　　鍼灸師　鈴木康玄（康鍼治療院院長）
イラスト・写真　　渡邉 由
ブックデザイン　　清水佳子（smz'）
DTP　　高 八重子
編 集　　福永恵子（産業編集センター）

発 行　株式会社産業編集センター
〒112-0011 東京都文京区千石4-39-17
TEL 03-5395-6133
FAX 03-5395-5320

印刷・製本　株式会社シナノパブリッシングプレス

ISBN978-4-86311-205-6　C0077